U0070261

無黏液
飲食療癒法

Mucusless Diet Healing System

啟發排毒、斷食、食氣理論的自然療法先驅，
所有疾病都來自阻塞

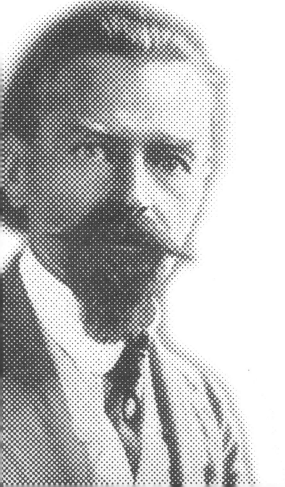

埃雷特
逝世100年
紀念

阿諾‧埃雷特（Arnold Ehret）／著
游懿萱／譯

古典醫學 2

無黏液飲食療癒法（埃雷特逝世100年紀念）
啟發排毒、斷食、食氣理論的自然療法先驅，所有疾病都來自阻塞

原著書名　Mucusless diet healing system
作　　者　阿諾・埃雷特（Arnold Ehret）
譯　　者　游懿萱
封面設計　洪政扶
美　　編　李緹瀅
特約編輯　李驊梅
主　　編　高煜婷
總 編 輯　林許文二

出　　版　柿子文化事業有限公司
地　　址　11677臺北市羅斯福路五段158號2樓
業務專線　（02）89314903#15
讀者專線　（02）89314903#9
傳　　真　（02）29319207
郵撥帳號　19822651柿子文化事業有限公司
投稿信箱　editor@persimmonbooks.com.tw
服務信箱　service@persimmonbooks.com.tw

初版一刷　2016年09月
二版一刷　2024年01月
定　　價　新臺幣360元
I S B N　978-626-7198-97-1

業務行政　鄭淑娟、陳顯中

國家圖書館出版品預行編目(CIP)資料

無黏液飲食療癒法（埃雷特逝世100年紀念）：啟發排毒、斷
食、食氣理論的自然療法先驅，所有疾病都來自阻塞／阿諾・
埃雷特（Arnold Ehret）著；游懿萱譯. --二版. --臺北市：柿子
文化事業有限公司，2024.01
面；　　公分. --（古典醫學；2）
譯自：Mucusless diet healing system

ISBN　978-626-7198-97-1（平裝）
1.CTS: 健康飲食

411.3　　　　　　　　　　　　　　　　　　102017741

免責聲明

　　本書的撰寫與出版僅做為提供資訊之用，在任何情況下，都不應用來取代專業醫師的建議，因此，你不該將本書中的教育性資料視為與專科醫師進行諮詢的替代品。

　　關於本書的呈現及翻譯，出版社嘗試對本書的內容提供最符合原意且完整的訊息，當中若有不精確或矛盾之處，敬請參照本書原文。

　　本書的作者和出版商除了提供教育資料之外，別無其他意圖。如果你因為由本書獲得的資訊，而對自己或親友的醫療狀況產生疑問，請直接洽詢專業醫師。讀者或其他對此感興趣的人士，若從本書中獲得資訊並據此採取任何行動，其風險均由個人自行承擔。

★★★ 迴響 ★★★

| 專家評論 |

阿諾・埃雷特所寫的《無黏液飲食療癒法》幫助我大大改變了飲食習慣……當你開始摒棄過去的享受、消除體內的毒素時，身心一定很不好受，這就好像練習體位法時所經歷的疼痛一樣，是身體各部位獲得淨化的正常現象。（摘自《傳承》）

——帕達比・喬艾斯，瑜伽界的傳奇大師

埃雷特教授引用德國生理化學食物研究學家——雷格納・伯格的圖表，指出無花果是最能溶解黏液的食物。溶解體內與血液中的黏液、毒素及廢棄物，對臉部肌膚由內而外散發光采極為重要——消化道中黏液過多會使重要養分無法到達肌膚。（摘自《一週見效輕・美・食》）

——金柏莉・史奈德，好萊塢御用營養師，《史上最強！
好萊塢大咖魔鬼身材、上鏡救急的美容快瘦聖經》作者

埃雷特教授透過自己的嘗試推理，教導我們飲食的

重要性，那是預防，也是治療。他也一窺真正健康的可能，那種健康標準比今日醫學界所認為的健康高出許多。

——大衛・費斯提吉，《疾病的終結》作者

| 讀者正反意見 |

★★★★★這本書救了我的命！斷食和飲食療法領域裡，我讀過最棒最棒的一本書！

☆☆☆☆☆很有趣，可惜沒提供實際的數據，作者並沒說什麼樣的調查和經歷使他發展出這套理論——若要我停止吃番薯和糙米，還需一些更實質性的證據。

★★★★★我的類風濕性關節炎已經十五年了，唯一為我帶來正面效果的治療法就是埃雷特的飲食法。

☆☆☆☆☆這本書需要更新一些健康資訊，例如關於糖的危險……，我相信這些資訊在當時一定是相當中肯的，但今天已有更多比它更好的方法。

★★★★★花六個月熟讀《無黏液飲食療癒法》，我戒掉肉和牛奶，瘦了五十公斤，治癒慢性偏頭痛、腰背部疼痛、慢性過敏、頻繁的耳部感染、關節痛、支氣管炎、胃食道逆流、睡眠呼吸暫停等，達到前所未有的活力！

目錄
Contents

迴　響｜專家評論＆讀者正反意見 004
編輯序｜放開心胸，謹慎閱讀 008
簡　介｜一扇前所未見的療癒之窗 010

Lesson 1 疾病從「便祕」開始 017

一般人的腸道中平均都有約四‧五公斤的糞便堆積，毒害血液與整個消化系統。

Lesson 2 人體大掃除與疾病分類 023

藥物和食物所產生的廢棄物會累積在體內數十年，一般人看似健康，實際上都累積了這些「食物廢渣」。

Lesson 3 為什麼還需要診斷？ 029

沒有什麼比斷食和無黏液飲食更需要依個人情形量身訂作，診斷病患的整體狀況、體內廢棄物的數量和程度十分重要。

Lesson 4 生命公式──V＝P－O 053

這是生命的公式，同時也是死亡的公式，只要O大於P，人體這個機器就會停擺。

Lesson 5 生理學大革命 063

很多人，包括醫師和飲食專家，都不明白疾病的本質，也不了解每天的食物為何會汙染血液。

Lesson 6 其他無藥療法的盲點 085

只要我們繼續攝取「錯誤」的飲食，再多「自然」療法都無法讓生病的人痊癒。

Lesson 7 柏格的食物正負成分表 107

在體內腐敗之後會產生黏液的食物，也會產生酸性的物質，這些酸性毒素從我們有生以來就開始累積了。

Lesson 8 不容輕忽的過渡期飲食 119

病人都希望正確的飲食能立刻對自己有幫助，卻不知當體內有生以來累積的廢棄物與毒素鬆脫、排除時會發生什麼事！

Lesson 9 合理的斷食排除廢棄物 141

想過生病時為何會喪失食欲嗎？大自然中，所有生病的動物都拒絕進食──健康，與進不進食、食物的種類密切相關。

Lesson 10 毀滅性飲食vs.無黏液飲食 165

人類吃得太多，而且還是不適當且具毀滅性的食物，還有那麼多人活下來，實在是個奇蹟！

Lesson 11 強化與加速排毒 175

當你身體狀況「不好」──排除活動正劇烈──時，一定要留意自己的狀況，不要貿然加強黏液的溶出。

結　語｜給埃雷特追隨者的訊息 185

放開心胸，謹慎閱讀

　　一九二二年，先知般的健康教育者——阿諾·埃雷特完成了舉世無雙的「無黏液飲食療癒系統」課程，並將課程內容結集成書。這本備受推崇又有所爭議的著作，至今仍被許多自然療法、另類療法引用，埃雷特教授可謂德國另類與自然療法的先驅者。

　　《無黏液飲食療癒法》來自於埃雷特「無黏液飲食療癒系統」課程，原文書共二十五課，但由於當中許多課程的主題和內容環環相扣，甚至有所重疊，為了讓讀者更容易理解與閱讀，繁體中文版將同一主題的課程做了合併。除此之外，針對埃雷特教授在同性戀、優生學、女性等一些在現代來說較不合時宜的認知和觀點，則進行了部分刪修。

　　至於埃雷特健康觀中部分具爭議性的看法，例如他

認為白血球其實是黏液，以及麵包、土司等盡量烤得愈久愈好……等等，則仍適度的保留，以維持文章前後融會貫通的完整性，並讓讀者全面理解其「無黏液飲食療癒系統」的架構。有鑑於此，請讀者務必在閱讀本書時保持冷靜謹慎的自我判斷，若有疑問請洽詢專業醫師。

　　也許有人會說埃雷特教授的飲食法已過時，但當中仍有許多觀點現在看來歷久彌新，他在自身試驗並累積上千名成功臨床案例後，不藏私的全部分享給大家！埃雷特最基本的健康哲學即──大自然是我們最重要的治療師！在科學突飛猛進過後，如今已有愈來愈多人明瞭要珍惜並好好運用大自然的智慧。阿諾・埃雷特教授的作品會撼動你的靈魂，帶領你以不一樣的的角度思考與瞭解生命。大自然的法則從未改變，這位偉大先知的洞見，也將跨越時空提醒我們重新看待身體、照顧自己的健康。

一扇前所未見的療癒之窗

阿諾‧埃雷特，一八六六年生於德國巴登的富來堡附近，於五十六歲時因滑倒而顱骨骨折，不治身亡。他是二十世紀初最偉大的治療者之一，是「無黏液飲食療癒系統」的創始者。

不治之症

埃雷特的祖父是一位內科醫生，父親是位獸醫，他自己則是繪畫教師。平時看似健康的他，就讀大學期間得過嚴重的支氣管黏膜炎，受召入伍後九個月因神經衰弱和心臟問題而除役，回學校教書，後來更在三十多歲時得到布萊特氏症（急性腎炎綜合症），並有肺病的跡象。

得到布萊特氏症後的埃雷特，在五年內看了二十四位醫師，欠下六千美金的帳單，卻被宣告「無藥可醫」，大去之日不遠。他一度灰心到想要自我了斷，所幸在一個偶然的機會下接觸到了自然療法，他前後三次進入克奈浦的療養院，雖然找到活下去的希望，卻始終未能痊癒。他繼續在其他自然療法中尋求恢復健康的方案，可惜都沒有辦法真的讓疾病消失。然而，在不斷摸索的過程中，埃雷特自行推論出一線救命的曙光——適當的飲食中應該不要含有黏液和白蛋白。

找到大自然的救命啟示

在發現能治療疾病的正確飲食究竟是什麼的同時，埃雷特還探索到斷食可能帶來的幫助。

為了繼續研究下去，他持續不斷地穿梭於歐洲地區各自然療法間，如素食主義、心理治療、磁力治療、水果餐、牛奶療法等等，此外也重回校園修習醫學、生理學、化學。

後來，埃雷特去了北非的阿爾及爾，並發覺自己的

身體在當地的氣候和水果飲食下明顯得到改善，他甚至開始嘗試短時間的斷食來搭配水果排毒法，並有了突破性的發現，「在某個身心舒暢的早晨裡，我偶然瞥見自己在鏡中的容貌與之前截然不同，更年輕也更健康了，但隔天狀況不好時，便又回到滿臉病容的蒼老模樣。這種交替情形持續幾天之後，我就明白大自然給的『啟示』，我已經找到大自然的部分療癒方式！」

埃雷特覺得自己達到前所未有的健康狀態，不論是身體、心理、記憶力、感知力……，甚至是靈性上的突破。曾被眾多醫師宣告得了不治之症的他，甚至還參加了一千兩百八十五公里的自行車之旅！

發現與見證之旅

之後，回到家鄉的埃雷特，很興奮的向親朋好友展現自己的身體狀況。不過，周遭人們保守的健康觀念卻迫使他重拾了過去的飲食方式，還被自己的妹妹威脅絕對不可以斷食。

不過，此時埃雷特已經愈來愈堅信自己的發現：斷

食（只要少吃一點）是大自然淨化身體、協助我們彌補錯誤飲食最有力的方式，而水果和無黏液飲食則是人類最重要的食物——這些食物都會產生葡萄糖，有助於清除體內廢棄物，並有效療癒身體。

因為這樣，他選擇再度離開家鄉，避開親朋好友那些可能摧毀健康的「好意」，與一位透過這種飲食法治癒疾病的年輕人一起展開見證之旅。

他們曾從南法花五十六個小時徒步至義大利北邊，沒有睡覺、休息、進食，只有喝水，在斷食七天後以九百克左右的櫻桃作為恢復進食的第一餐；他們還到卡布里島上一個與世隔絕的地方進行了長一點的斷食，每天還要在接近攝氏四十九度的氣溫下做日光浴四到六小時，在斷食到第十八天後，埃雷特讓年輕人吃下一千四百克左右的無花果，結果年輕人在排出大量黏液後，從小就結巴的情形竟消失不再復發；他們走過義大利南部，路途中的飲食基本上就是葡萄，接著又到埃及、巴勒斯坦、土耳其、羅馬尼亞、奧地利，然後才返回家鄉。

這趟旅程讓埃雷特看到許多不同地方的飲食、生活習慣、健康狀況，受到許多震撼教育，並且從中再一次證實——無黏液的食物和斷食對健康的重要影響。

從歐洲、美國到全世界

　　為了分享自己的發現給更多人，埃雷特選擇透過公開斷食與演講的方式教育大眾，他曾在醫師嚴密的控管和監視下進行數次的斷食，「一次斷食二十一天，一次二十四天，一次三十二天，一次在科隆進行了四十九天，這些都在十四個月當中進行。在這些斷食期之間與之後，我的工作就是演講，並進行身心效率的檢驗，證明我所學到與體會到的，這些也促使我教育大眾、給他人建議與著述、在瑞士開設療養院，並且透過函授方式給予他人建議。」

　　在科隆的那次斷食之後，埃雷特就開始公開發表相關文章，引來雪片般飛來的詢問信，當然也少不了批評與討論，當時在歐洲還形成了「埃雷特支持者」和「非埃雷特支持者」對立的兩派！

　　埃雷特的黏液理論及其發展而出的療癒系統，漸漸擁有愈來愈多支持者，他不只對一般人分享，也與專業人士討論自己的發現，並「在『水果與禁食療養院』中及透過函授方式治療了上千位病患，基本規則未曾改變，只根據個人的情形調整成適合不同人的最佳方式。」

之後，他在第一次世界大戰前到美國參觀巴拿馬萬國博覽會，同時觀察美國生長的水果，後來因為戰爭爆發而未能回國，在美國待了下來。接下來的時間，直到五十六歲意外身亡前，他都不斷地公開分享「無黏液飲食療癒系統」和斷食理論，致力於預防疾病的工作。

　　如今，距埃雷特離開人世已經有一百年，而他所留下彌足珍貴的健康遺產，或許可說是幾千年來人類所收到最重要的訊息！

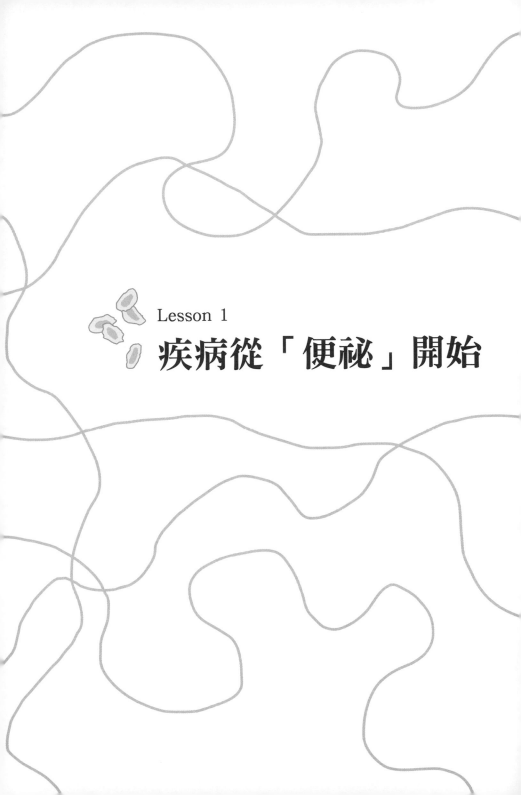

Lesson 1

疾病從「便祕」開始

你即將要看到的，
並不是一種治療方法，
而是一種前所未聞的「再生」……。

　　每一種疾病，無論在醫學上的名稱為何，都來自「便祕」——一種人體整個消化系統阻塞的問題。任何特殊症狀，都只是該處黏液過度累積所造成的異常「便祕」問題而已。

　　舌頭、胃與整個消化道，都是黏液特別容易積聚的地方，而消化道黏液的累積就是造成腸道便祕的真正原因。**一般人的腸道中平均都有約四‧五公斤的糞便堆積，毒害血液與整個消化系統。**請三思！

　　每一個生病的人或多或少都有黏液堆積的問題，自幼開始，人體中未完全消化、未完全排出、非天然的食物等，都會累積在體內。有關這方面的資訊，請閱讀《合理的斷食與再生飲食》（Rational Fasting and Regeneration Diet，《合理的斷食》最早期的版本，一九一三年從德文英譯而來）。

重獲生機的秘密

　　我的黏液理論以及「無黏液飲食療癒系統」一直屹立不搖，也證明了「彌補作用」（Compensation Action）是治癒各種疾病的良方。有系統的運用這個療癒系統，將可能讓幾千名被醫師宣告不治的病人重獲生機。

　　我的「無黏液飲食」包含了各種生食與熟食的水果、無澱粉蔬菜，以及大部分的綠色葉菜。至於「無黏液飲食療癒系統」，則結合了適合個人的短時間（或長時間）斷食與循序變換的菜單——包含各種不會形成黏液的食物。事實上，光靠無黏液飲食法本身，就能夠在不斷食的情況下治癒各種疾病，只是會花比較多時間而已。

　　然而，要了解如何運用這個療癒系統，以及其如何運作、為何有效，則必須敞開心胸了解醫學及部分自然療法當中的謬誤。換句話說，我得重新教你不含醫學謬誤的生理學、新的診斷方式，並且更正許多關於新陳代謝、高蛋白食物、血液循環、血液結構等基本的錯誤，最後還要告訴你一項最重要的事——**活力到底是什麼？**

　　對醫學來說，人體的整體運作始終是個謎，在疾病方面更是如此——醫生發現的每種新疾病都是一個新謎

團。然而，沒有任何詞彙能形容大眾所認知的疾病與其真相間的巨大差距。自然療法界不斷使用「活力」這個詞，但醫學研究者或自然療法學家都無法說明活力是什麼。

各位需要的不只是清除腦中的錯誤資訊，還包括藉由簡潔易懂的方式快速了解真相，而我的課程就包含了你應該知道的事實。你會在接下來的課程了解到，相信「只要吃對食物、按照特定食譜進食、長時間斷食，完全不需要根據經驗有系統的進行，也不需要聽取特殊建議，就能夠治癒特定疾病」這種說法，實在是大錯特錯。

幾百年來大家都認為斷食是針對疾病進行彌補，這是大自然恆久不變的法則，無黏液飲食也不例外——早在〈創世紀〉中就有提及（水果和綠色蔬菜等「藥草」）。那為何這種療法未被廣泛運用，也未獲得全面的成功？因為它一直未能**有系統**地運用於治療病人上：一般人根本不知道必要的清除程序是什麼（何時需要、如何進行、間隔多久進行一次），以及清除體內廢棄物的意義為何。

疾病，是身體為了清除廢棄物、黏液、毒素所做出的努力。**需要療癒的不是疾病，是身體**——身體需要被清理乾淨，以免於廢物、異物及從童年時期就開始累積的黏液、毒素的迫害。你無法花錢就買到健康，也不可能在幾

天之內就清理身體系統，重獲健康，你必須「彌補」自己有生以來在養生上所犯下的錯誤。

真正的清淨與健康

我的這套方法並不是一種治療方法，而是一種你前所未聞的「再生」——透過大掃除的方式來獲得真正完美的清淨與健康。切記：你體內各種系統長年堆積的廢棄物，就是疾病產生的原因，也是活力減少並且讓你健康狀況不佳的凶手，而這一切，都源於結腸無法完全排出廢棄物——從你出生以來便如此。今日，世界上沒有任何人的身體是乾乾淨淨的，也沒有人的血液完全潔淨，**醫學上所說的正常健康其實仍是生病的狀態。**

總之，人體是有彈性的管道系統，而文明飲食並無法完全被消化，其所產生的廢棄物也無法完全排出體外，導致整個管道系統慢慢被阻塞，特別是在消化道和病徵顯現之處。要用聰明且徹底的方式將廢棄物排出體外，並完美控制整個排除過程，就得透過無黏液飲食療癒系統！

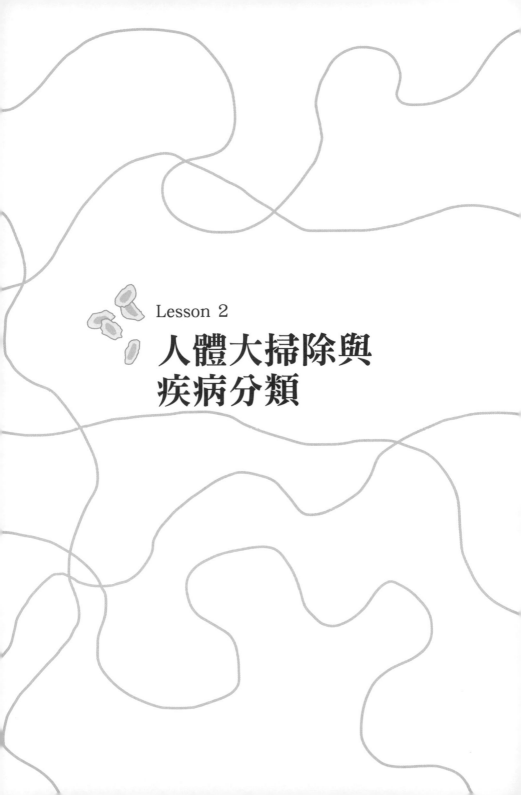

Lesson 2

人體大掃除與
疾病分類

他們都運用完美的無黏液飲食療癒系統，
排除了體內累積長達——
十年、二十年、三十年甚至四十年的藥物與黏液。

現在，你已經了解疾病的本質是什麼了。然而，除了體內的黏液與其有毒物質，還有其他異物如尿酸、毒素等需要注意，尤其是你所使用過的藥物。

致命的藥物

從多年累積的實務經驗，我體認到**藥物就和食物所產生的廢棄物一樣無法根除，會累積在人體內長達數十年**。我觀察過的幾百名個案，他們都運用完美的無黏液飲食療癒系統排除了體內累積長達十年、二十年、三十年甚至四十年的藥物與黏液。

這是一個很基本的重要事實，對醫療人員來說更是

如此。畢竟當被溶解的化學毒素被回收進入循環系統時（目的是為了送到腎臟以排出體外），神經與心臟就會受到影響，造成過度緊張、暈眩、心跳過快與其他不舒服的感受。不了解這種情形的人遇到這些莫名的不適，會打電話詢問家庭醫師，醫師則將這種情形診斷為心臟病，把問題歸咎於缺乏食物，而不是他十年前開立的處方藥物。

潛伏、急性與慢性疾病

一般的「正常」人，雖然看起來很健康，實際上體內都長期累積了飲食廢渣——毒素和藥物。

當這些潛伏的疾病在偶然間發作了（例如感冒），病人就會排出很多黏液，只是，對於這個大自然（人體也是大自然的設計）的清理過程，我們人類不但不享受，反而會感到痛苦。

如果排出的黏液量足以對人體各系統產生衝擊，但還不至於到危險的程度，就會被稱為「流感」；如果大自然的清理工作更深入人體，尤其是肺部等重要器官，黏液與毒素就會一次大量排出，使得循環系統必須在「磨擦」

的狀態下運作——就像一臺卡滿灰塵的機器或是踩著剎車開車那樣。

「摩擦」會產生不正常的熱——發燒，在此例下醫師則將之稱為肺炎，其實這是大自然正在「狂熱」地努力排出重要器官中的廢棄物；如果是腎臟要排出這些黏液，受影響的就是腎臟，而且被診斷為腎炎等等。

換句話說，大自然「狂熱」的排除黏液與毒素來拯救人類性命的過程，就稱之為急性疾病。

被誤解的自我療癒

在醫學當中，有超過四千個疾病名稱。所有被衍生出來的特定疾病名稱，都是根據必須清理的部位而命名，或是與某個血液無法通過而且造成疼痛的阻塞點有關，例如風濕。

然而，長久以來，大自然這種立意良好的行動和自我療癒工作一直遭到誤解，而被各種藥物壓抑，人們也無視疼痛與喪失食欲的警訊而持續進食。醫師的「幫助」就更不用說了——這種幫助其實會造成病人的危險與傷

害，降低病人的活力和排除能力，拖慢大自然處理問題的速度。在這種不利的條件之下，大自然無法有效運作，因此需要更多時間才能夠排解狀況，這種情形就被稱為「慢性的（chronic）」──「慢性」這個字來自希臘文「chronos」，是時間的意思。

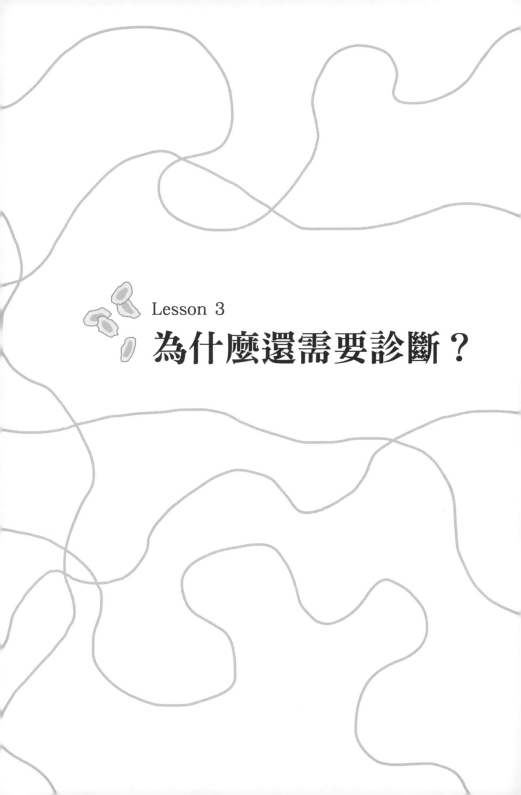

Lesson 3

為什麼還需要診斷？

每個人無論「健康良好」的程度為何，
都有潛伏的疾病—
人體只是在等待機會清除體內累積的廢棄物。

　　你可能會問，既然「只有一種疾病」——所有病症都來自體內未排除與消化的食物、黏液、尿酸、毒素、藥物等造成的不潔，為何還需要診斷？老實說，水果飲食和斷食之所以產生了令人質疑的結果，就是因為人們錯以為這種療法能以一套方式通用於每個人與每種情形，這樣的誤解與誤用，還真是大錯特錯。這也就是不具專門知識或未聽從專家建議而使用斷食和無黏液飲食的人，往往都會產生嚴重後果的主因。

不加選擇的斷食很危險

　　麥克法登（McFadden）以及其他許多人都認為斷食適用於所有的案例上，但我經手的上千名病歷則反映出，沒有什麼比斷食與無黏液飲食更需要依

個人情形量身訂作。兩位病人，一位也許斷食兩、三週後就痊癒了，另一位則很可能因為同樣的治療方式而死亡——這就是個別病患整體狀況和體內廢棄物的診斷會如此重要的原因。

你是座「人體化糞池」嗎？

透過診斷來了解體內大致上的樣貌，是件相當重要的事。因此，我們的診斷包含找出個別病人體內廢棄物質的數量與程度。

解剖學專家表示，他們解剖過的結腸當中，有六〇％至七〇％皆含有異物，這些物質包括了蠕蟲與幾十年累積下來的糞石，而小腸上方的內壁看起來也像汙穢的煙囪，覆蓋了一層硬化的陳年糞便。

我有位肥胖病人從體內清出了二十二‧五至二十七公斤左右的廢棄物，光是從結腸清出來的就有四‧五至七公斤之多，這些主要都是異物，尤其是硬化的陳年糞便。

一般所謂「正常」人的體內，從童年累積至今、未曾清除的糞便往往有三公斤左右——**每天排一次狀況「良好」的糞便並沒有什麼意義**。至於肥胖的病人，其實就是座活生生的「化糞池」，然而讓人相當驚訝的是，我有些處於這種狀況下的病人已歷經過所謂「自然療癒」的過程。

胖瘦的問題不同

一般而言，肥胖的身體多半有較多的阻塞情形發生，因為這種人通常都吃了太多澱粉類食物。至於削瘦的人，則有較多生理上化學物質干擾組織的問題，例如偏食只吃肉的人，多半會使身體產生酸性物質、尿酸、其他的有毒物質與膿液。

我的診斷主要在判定以下幾點：

(1)整個人體系統中有多少相關廢棄物。

(2)判定主要問題所在，亦即黏液較多或是毒素較多。

(3)如果系統當中有膿產生，那就必須判斷數量多寡以及用藥種類。

(4)內在的組織或器官是否正在分解敗壞的過程中。

(5)活力降低了多少。

深入了解病人的情形是十分重要的事。一般來說，
我還會詢問他們以下這些問題：

(1)你生病多久了？
(2)醫師將你的疾病稱作什麼？
(3)治療的性質是什麼？
(4)你接受了多少治療，是哪種治療？
(5)你接受過手術嗎？
(6)之前你接受過其他哪種治療？

除此之外，年齡、性別、疾病是否為家族遺傳疾病
等等，這些也都是重點。

然而，**最重要的是病人目前的飲食情形**：是否特別
喜歡吃某種食物，以及是否有錯誤的飲食習慣？如果有便
祕的情形，持續有多久了？之前是否有採用過特定的飲食
方式？這些問題之所以重要，是因為無黏液療癒系統的一
大重點，就是必須根據病人目前的飲食情形來決定如何調
整飲食，而且**一次只做一點改變**。

此外，你也將會學到透過自身經驗與觀察病人的整體表徵（特別是臉部狀況，多少能反映出體內的情形），進而檢視上述的準則，以判斷病人的情形（見三十八頁的「神奇魔鏡——從舌苔看健康」）。

那些無法反映實情的診斷法

人類隨著文明發展而退化，生病時自然也就不知道該怎麼辦。

對於現代的醫學來說，疾病神祕的程度就和幾千年前「巫醫」所面對的一樣，只差在「細菌」理論取代了「魔鬼」——那種外在威脅的神祕力量仍然揮之不去，會傷害你並奪走你的性命。

找不出問題的常規醫學

縱然醫師認為診斷遠比治癒的方法來得重要，但事實卻是——醫學診斷無法真正反映出實際的情形。這些無意義的醫學診斷，通常是透過許多報告、病癥以及數千種

疾病名稱而得出，並常常被病人嫌棄說：「醫生找不出我的問題。」

疾病名稱一點也不關我們的事！畢竟一個有痛風的人、一個有消化不良問題的人，以及一個有急性腎炎綜合症的人，很可能會收到同樣的醫囑。是否需要斷食、要持續多久，都不是根據疾病名稱來判定，而是依照病人的情況與活力降低的程度來決定。

找到問題點卻說不清楚的自然療法

僅管自然療法認為「疾病只有一種」，卻極度仰賴症狀的診斷。

自然療法比常規醫學進步的地方，在於它告訴我們所有的疾病都是體質造成的，但對於「所有疾病基本的共同點，跟『異物』的根源、性質和成分有關」這點，卻未能提出充分的說明。

拉赫曼醫師（Dr. Johann Heinrich Lahmann）表示：「每一種疾病都是碳酸與氣體（gas）造成的。」但他卻沒發現這些東西的源頭，其實都是腐敗且未被清出體外的食物殘渣——也就是不斷醱酵的黏液。傑格醫師（Dr.

Jaeger）也提出：「疾病就是一種臭氣。」大自然透過可以顯示體內分解程度的異味來進行診斷。

誤會很大的尿液診斷

英國的海耶醫師（Dr. Haigh）是「抗尿酸飲食」的創立人，他的觀念基礎在於大部分疾病都是尿酸造成的（這是黏液以外會導致疾病的重要原因之一），並以此來診斷疾病。

許多醫師與人們都認為這種特殊的診斷方式是最重要的診斷方式之一，事實上，當中的誤會可大了。尿道是消化道之外的主要廢棄物排除通道，**一個人只要減少進食、輕微斷食、採用天然的飲食方式，尿液中自然就會有廢棄物、黏液、毒素、尿酸、磷酸鹽等**，導致驗尿結果出現警訊，大部分的人在生病時也都會出現這種情形。

身體努力的排除廢棄物，其實是一種療癒及淨化的過程，但是人們卻對此感到恐慌。在接受急性腎炎綜合症的治療的時候，我違背自然療法師的傳統科學診斷，開始進行斷食，也因此領悟到了真理。在試管中的尿液充滿白蛋白（人體中蛋白質的一種）時，我從對方的神情得知他對此

現象的看法，但對我來說，這證明了只要人體排出、排除的東西都是廢棄物，無論是白蛋白、是糖、是礦物質或是尿酸，都一樣！

這件事距今已經超過二十四年了，但這位自然療法醫師（原本是常規醫學的醫師）仍深信應用含高蛋白質的食物來代替蛋白。

急性腎炎綜合症的診斷方式，是經由化學檢驗得知尿液中出現了大量白蛋白；一旦尿液中出現白蛋白，就會被認定情況極為嚴重。然而，身體排出蛋白，就表示那是人體不需要的成分，也就是體內已攝入太多的高蛋白物質，多到超過負荷。然而，他們非但不建議減少這種產生毒素的物質，反而建議增加，努力「補充」身體流失的量，最後造成病人死亡——在人體本身努力排出這種廢棄物來救你的同時，你卻還在不斷補充著這種廢棄物，這實在相當可悲。

另外一種重要的實驗室檢驗，就是檢驗尿液中的含糖量——即糖尿病的檢驗。糖尿病病人在接受醫學治療後，會被建議不要吃糖（自然形式的糖），反而吃蛋、肉、培根之類的東西，導致沒有足夠的糖進到血液中被利用，最後其實會因為缺乏含糖與產生糖的食物而死。

我再說一次，只要是身體排出的東西，都是廢棄、腐敗、死亡的物質，這僅表示病人體內不潔的情形比較嚴重，已經開始造成器官的分解敗壞，使得攝入體內的所有食物都迅速地腐敗。遇到這類情況（例如肺結核時），治療就必須非常謹慎且緩慢。

長久以來一些血液檢驗，尤其是瓦瑟曼梅毒檢查試驗（Wassermann test），更是荒謬。

神奇魔鏡──從舌苔看健康

疾病不只對一般人來說很神祕而已，對那些沒照過「魔鏡」的醫生來說，也是一樣的。接下來，我就要說明什麼是「魔鏡」。

自然療法已經證實疾病源於體內的異物，這種物質對人體有相當的影響力（has weight），同時更是必須清除的東西。如果你想成為自己的醫師，又或者你是位不用藥的治療師並想要更上一層樓的話，那就必須了解真相、認識疾病的本質。

在無法了解真正的情形以做出精確診斷的狀況下，

你便沒有辦法治癒自己或他人。你只能由身體之書，也就是在自己身上做實驗或透過我所謂的「魔鏡」，才能了解這個無法撼動的事實。

　　不管有沒有生病，又或者是任何疾病的患者，只要願意體驗這種斷食的療癒過程以及無黏液飲食，就能夠清除體內的黏液，這又再次證明了「所有人類潛在的病根，就是阻塞的組織當中塞滿了未清除、未消化的無用食物殘渣」這個真相：

(1)無論病名為何，你個人的病癥、疼痛或感知只不過是**該處有廢棄物堆積的證明**。

(2)**舌苔**證明了整個系統中有長年累積的廢棄物，而這些廢棄物會以產生黏液的方式防礙與阻塞循環系統——黏液甚至會出現在尿液中。

(3)未完全排出的糞便會留存在腸道黏膜凹陷之處，不斷釋出毒素，干擾正常的消化與造血功能。

疾病的本質

身體的自然本質是真理科學的最佳教師，透過斷食治癒能夠治療的疾病——這件事也證明了：身

體本身只認得一種疾病。疾病的最大公因數就是廢棄物、異物與黏液（除了尿酸與毒血，膿也會在組織腐敗時出現）。

- 每種疾病均始於循環系統、結締組織、消化系統當中某個定點的阻塞，接著，就會出現各種的症狀。如果你感到疼痛並出現發炎的情形，那是過多「壓力」所造成的——也就是阻塞與磨擦產生的熱與炎症。

- 每種疾病皆是長期阻塞造成的。人體的通道系統，特別是微小的微血管，均因為攝取錯誤的食物與文明進步而「慢性」阻塞。

變厚的舌苔

只要透過「魔鏡」，你就能夠以更好、更清楚的方式一窺體內的情形並了解疾病的成因，甚至發現原本未知的健康狀況或是精神問題，對疾病做出前所未有的精確診斷——無需用昂貴的X光儀器。

請你試試以下這個方法：

只要斷食一、兩天，或是只吃水果（例如柳橙、蘋果等多汁的當季水果）兩、三天，就會發現舌頭上出現了厚厚的舌苔——要注意的是，醫師往往會因而認定出現該狀況的急性病患有「消化不良」問題。

　　事實上，舌頭不僅是能看清胃部的明鏡，它還能讓我們透視細胞膜系統的狀況。即使每天用刮舌棒刮去舌苔一至兩次，它依舊會再度出現，這能精確顯示你體內聚積了多少穢物、黏液、毒素，而現在，你的身體正從胃部、腸道、體內的孔穴內壁表面排除掉它們。

　　如果在進行這項檢驗前後期間都能先讓腸子排空，你將會更相信以下這個事實——此種疾病診斷將告訴你另一個驚喜：**在斷食期間，你的身體其實正在進行不用刀的手術**——淨化清除的過程會在你斷食後立刻展開。而我在這些課程中分享的知識，則能提供足夠的資訊，讓你得到你所期待的結果。

　　結束斷食並開始恢復進食的時候，我建議你的食物攝取量最好要比平常習慣的量少，並且只吃天然、清潔、不會產生黏液的食物（水果以及不含澱粉的蔬菜），讓身體有機會讓黏液脫落，並且排出體外——這其實就是療癒的過程。

浸在膠水裡的器官

舌頭表面的「明鏡」能夠讓觀察者看見自幼攝取了多少會產生黏液的飲食，以及體內堆積了多少廢棄物。若你在斷食的過程中觀察尿液，將尿液靜置幾個小時之後，就會發現裡面所含的黏液量亦相去不遠。

你體內穢物與廢棄物的數量，其實多到讓人無法想像，在西方文明當中，沒有任何人擁有無黏液的血液與血管——說我們的血液循環系統像從未清除煤灰的煙囪也不為過。然而，真正的情況其實比這更糟，因為**蛋白質與澱粉食物所產生的廢棄物黏稠到不行**。我們體內重要器官如肺臟、腎臟、所有腺體等，其結構都和海綿非常類似，你能想像海綿浸在麵糊或膠水裡的慘狀嗎？

要了解人體阻塞的情形有多嚴重，可能得像我一樣看過上千位斷食者的情形。最令人難以置信的是，這麼大量的廢棄物究竟要如何儲存在人體當中！你是否曾經觀察過感冒時排出多少痰？你的頭部、支氣管、肺部、胃部、腎臟、膀胱等處排出的廢棄物，也都是同樣的情形，而舌頭這個海綿狀器官的表面就能夠精確反應出身體其他部位的情形。

五十多年前，有一位知名的自然療法先鋒表示：「每種疾病都是異物，亦即廢棄物造成的。」二十年前我就提過這件事，而且不斷強調這些異物都是錯誤食物在分解、腐敗時產生的黏稠物，這些物質在脫離身體時就會成為黏液，肉類則會產生膿液。

身為自然療法學家，當然不可以忽視身體的教誨，雖然有時候我們的確很難拋棄那一些從小被灌輸的錯誤觀念——在這當中，最容易讓人誤會的，就是疾病的各種名稱。疾病的名稱其實不重要，在開始進行自然療法時，這些名稱根本不具任何價值——因為很明顯的，每種疾病都是異物造成的。

既然疾病是異物造成的，重要且必要的就是確切的知道病人的廢棄物有多少、身體被阻塞的程度與範圍、活力降低了多少，以及在肺結核與癌症的狀況之下，組織本身是否已經開始腐敗（膿與細菌）。

有上百位病人告訴我，他們每看一位不同的醫師，就得到不同的診斷，因此病名也不同。然而，我的說法總是讓他們感到很驚訝：「我透過面部診斷，知道讓你生病的確切原因，你在幾天之後，也能透過『魔鏡』觀察到這種情形。」

解讀身體的訊息

　　最精確無誤的診斷，就是透過兩、三天的短暫斷食來進行診斷。如果你比較肥胖，在斷食的過程當中記得要補充液體。然後，你的舌頭表面會顯現出體內的情形，從口氣也可以證實體內腐敗的程度，甚至還能夠判斷出你最喜歡的食物是什麼呢！你可能還會發現，尿液中出現雲狀的黏液，同時，鼻子、喉嚨、肺部、糞便等處也可能排出廢棄物。

　　你可能會感覺到，體內特別「阻塞」之處會出現輕微的疼痛，當病人愈快覺得狀況「變糟」，那就表示體內累積的毒素愈多。病人若覺得頭暈或是出現嚴重的頭痛，他的體內必定充滿了黏液與毒血；要是出現心悸的情形，那就表示人體的某處有膿，或是多年前服用的藥物存在於循環系統當中等著被排出體外。

　　總而言之，病人愈虛弱難受，就表示身體內的廢棄物愈多，也愈缺乏活力。

　　一般所謂健康但事實上卻有黏液阻塞情形的人（即有潛伏疾病），在接受短暫斷食的診斷時，**身體會以較輕微的方式告訴你同樣的訊息，只不過那個地方的症狀還沒**

明顯到讓醫師能夠檢查出來。透過短暫斷食的實驗，能比透過X光更能準確得知人體透露出的訊息，進而窺見體內的狀況——比利用昂貴儀器診斷的醫生更能準確診斷病人的情形。

當你體內無預期的「弱點」開始發展，它自己就會告訴你：如果再繼續這種錯誤的生活方式，未來就會在那裡出現問題，以及出現什麼樣的問題。這就是疾病的診斷，它還會告訴你如何透過適當的飲食改變來修正這種情形，或是必須採取更激烈的手段——也就是，你是否應該繼續斷食。

這個實驗是自然療癒、物理、化學的基礎，它運用把問題還給身體的方式，而身體也會隨時隨地告訴你正確的答案。這是唯一科學的方式，沒有其他方式比這種簡單的方式更能讓你看清楚體內的一切，沒有任何昂貴的儀器比這種方式更能夠顯現體內的情形。所有其他的檢驗方式，包括虹膜診斷、脊椎診斷等，都不是很精確，當然也就不可靠。

人體之鏡所顯現與展示的現象都相當「神奇」，讓你沒辦法確實說明，但人體自身就能清楚展現你的一切，**比所有「科學診斷」加起來都還要正確、完美、完善。**

人人都有潛伏的疾病

　　現在我們要來談疾病的預測。每個人無論「健康良好」的程度為何，都有潛伏的疾病——人體只不過在等待機會清除體內自幼累積的廢棄物。只是，人們並不了解，像感冒或像嚴重如流感的「發作」，就能夠讓人體開始進行清除的動作。

　　十分可惜的是，醫師反倒囑咐病人多吃並且用藥等等，這不只讓身體大掃除的工作未竟全功，反而阻礙了排除的動作，以及預防急性與慢性疾病發生的機制。

　　每個人，甚至是沒有生病的人，若處在三十至四十歲這個關鍵的年齡期中，都應該斷食幾天，透過「魔鏡」來了解潛伏疾病的程度：弱點在何處、潛伏疾病的名稱，以及會出現在哪裡……，這就是疾病的預測。如果保險公司相信這種檢驗的結果，那麼一定能夠制定出正確且安全的措施來判定「風險」所在。

　　要注意的是，**斷食到舌頭完全清潔為止，是一件相當危險的事。**誰能解釋為何你在結束斷食後吃平常的「正常」一餐時，舌頭會很乾淨？誰又能說明為什麼在結束斷食後只吃水果或無黏液飲食，「神奇的魔鏡」又出現了更

多廢棄物？這就是「神奇魔鏡」難以說明的神祕之處啊！但簡單來說，就是你**吃了錯誤的食物之後，清除的工作會暫停一段時間，因而讓你誤以為這些食物比水果好**，誤導你以為身體已經乾淨了。一旦你重新食用天然的食物，就會發現事實並非如此。

一般人必須用一至三年的時間進行有系統的斷食（指在這段時間內，進行數次有系統的斷食，而不是長達一至三年的長期斷食），並攝取天然且乾淨的飲食，才能夠讓身體真正的清除異物。那時候，你會看見身體如何透過皮膚、體表、尿道、結腸、眼、耳、鼻、喉持續排除廢棄物，也會發現身體排除的乾燥黏液（如頭皮屑）其實有多麼潮溼。所以說，所有疾病都是大量廢棄物「慢性」累積造成的，透過這樣人工方式排除「慢性疾病」，你就會同意我的看法，了解我並沒有誇大其詞。

這種診斷方式證明了：人類自文明開始以來所有身心疾病，無論其症狀為何，致病的原因都相同——源於廢棄物、異物、黏液與其產生的毒素，毫無例外，放諸四海皆準。對我來說，只用「體內不潔」來說明慢性阻塞實在過於輕描淡寫，應該用穢物、黏液、惡臭（難聞的氣味）或「隱形廢棄物」來說明才較為精確。

各種健康問題的真相

為了要讓你知道所有名稱不同的疾病，甚至是那些最嚴重的疾病，基本上都可能同樣源於身體積年累月的廢棄物，我應該告訴你一些事實——這些疾病的一些特性。

透過以下列舉的範例，我可以證明：任何一種疾病、體內的失調與感覺、不健康的表徵或是症狀，其真正的本質都是該部位長年以來被黏液與毒血阻塞之故，而且大部分都源自於胃部、腸子（尤其是結腸）當中「慢性堆積的廢棄物」。

人體「五臟廟」中的「地下室」（結腸），就像是一個倉庫，每種疾病的症狀與虛弱的情形，其實都是由此處開始的。

- **感冒**：清除頭部孔竅、喉嚨、支氣管廢物的有效方式。
- **肺炎**：感冒加劇之後，身體就會清理大部分的海綿狀器官中的黏液——肺部的黏液，甚至會有出血情形發生，這是為了進一步徹底清除廢棄物。此時，整個系統都活絡了起來，由於廢棄物在循環系統中產生的摩擦，病人會發高燒，這表示身體正在發出警訊。醫生通常會用食

物與藥物壓抑這個過程，但這其實是在阻撓身體自然的治療清理過程。如果病人沒有因為肺炎死亡，這種清除過程就會轉為慢性的——癆病。

- **癆病**：癆病患者必須不斷清除體內的黏液，這些黏液往往來自會產生黏液的食物，但它們卻是藉由肺部來排出，而非經由自然的方式。因此這個器官就會腐敗得愈來愈嚴重，進而產生細菌，最後便形成肺結核。肺臟這個重要的器官是人體重要的幫浦，一旦不能有效循環，整個細胞系統就會敗壞得愈來愈嚴重，並在病人死亡之前就開始分解。

- **牙痛**：這種疼痛是身體給的警訊：「別再吃了！我需要修復，體內有廢棄物和膿，你吃了太多肉類這種糟糕的食物了！」

- **風濕與痛風**：黏液和尿酸特別容易堆積在關節當中，因為這些地方的循環通道較窄，嗜吃肉者的體內充滿廢棄物和尿酸，會加重這個部位的負擔。

- **胃部問題**：造成疾病的物質皆源於胃部。胃的消化與清空能力是有限的，而每種食物（即使是最好的食物）當中都含有酸性的黏液，會不斷堆積在胃中，其中的問題只在於：人能夠忍受這種狀況多久。

- **甲狀腺腫**：是身體將過多廢棄物沉積在甲狀腺，以避免廢棄物進入循環系統的正常行為。

- **瘡**：基本上也是一樣，只不過，廢棄物的排除是在體表進行。

- **口吃**：黏液聚積在喉嚨當中，干擾了聲帶的作用。我治癒了好幾名這樣的病患。

- **肝與腎的疾病**：這兩個器官都具海綿狀結構，它們是身體的濾網，因此很容易被黏液阻塞。

- **性病**：一開始，這些疾病只不過是要透過這些器官排除黏液，而且很容易治癒。一旦用了藥，反而會使人產生梅毒的症狀。用藥愈多，尤其藥中含汞愈多，治療時就必須愈謹慎。

- **眼部與耳部的疾病**：不論是近視、遠視，都是眼部阻塞的問題；聽力問題則是耳部阻塞的問題。我也根據同樣的原則，治癒了一些失明與失聰的人。

- **精神疾病**：我發現，有精神疾病的人不僅有器官阻塞的問題，還有腦部阻塞的問題。有位精神在異常邊緣的病人，在經過四週的斷食之後就痊癒了。透過斷食來治療精神疾病（尤其那些失去理性的人）是最容易的——他們的身體要他們別再吃了！我發現，如果你透過無黏液

飲食療癒系統讓自己痊癒，大部分病人的精神問題也會因此而改善。人在斷食之後，頭腦會變得清明，你的想法也會因而集中而統一──想法紊亂的問題多半是飲食所造成的。如果某個人的健康出了問題，先檢查他的胃；至於有精神問題的人，多半是氣體（gas）壓迫腦部造成的。

Lesson 4

生命公式——
V＝P－O

這是生命的公式，
同時也是死亡的公式。

$$V = P - O$$

這是生命的公式，同時也是死亡的公式。

V代表活力（Vitality）。

P也可以寫作X，以代表這個問題當中的未知數，是驅動人體機器的力量（Power），讓你活著，給你力量與效能，讓你在沒有進食的狀況下持續一段未知的時間。

O代表障礙（Obstruction）——負擔、異物、毒素、黏液等，簡單來說，就是所有的內在穢物，這些東西會阻礙循環與內臟的功能，進一步妨礙人體引擎的運作。

透過這個公式，你會發現——只要O大於P，人體這個機器就會停擺。

如果是工程師，一定能夠了解E＝P－F這個公式，這代表他能在機器中保有的E（能量或效能），並非完全等於P（力量），而得先減掉F（摩擦力）；設計精巧的機

器，通常都會把摩擦力降到最低。如果你把這個基本卻十分重要的概念沿用到人體機器上，就會發現現代生理學有多麼無知；另一方面，自然療法倒是找出了真正的療癒之道：移除或消除「障礙」——異物、黏液、毒血。

至於活力究竟是什麼、能夠有多大，以及較高層次的絕對健康是什麼，至今依然沒有人能夠說明或證明。我會在下一課教大家截然不同的新生理學，修正血液循環、血液成分、造血與新陳代謝的醫學謬誤，在了解這些之前，你得先知道活力（動物的生命）到底是什麼。

動物生命最重要的事物

大部分的人都同意，活力（動物生命）的祕密對科學來說仍是未知的事物。你一定會對只要透過簡單的自然啟發就能證明的真理而大吃一驚，還會不得不承認那就是真理——別忘了，「凡是看不見，而且透過推理無法立刻構想出來的東西，那就是個騙局，而不是科學。」

在考量其他所有的生理學問題之前，我們必須先將人體的引擎視為一體成形的空氣汽油引擎，除了骨頭，都

是由類似橡膠這種有彈性的物質所構成——肉與組織。人體引擎的功能類似氣壓幫浦，內部有液體循環（如血液和其他體液），肺臟是幫浦，心臟則是閥門——注意，「心臟是幫浦，肺臟是閥門」的說法，是過去四百年來醫學生理學持續存在的錯誤。

另一個大家幾乎忽視掉的事實就是自動存在的大氣反壓力，接近等於每平方英寸（一平方英寸＝六・四五一六平方公分）六・五公斤。在我們每一次吐氣後的瞬間，肺臟的腔室就呈現真空狀態，換句話說，人體器官自成一個完整的動物有機體，會自動吸入有氣壓的空氣，吐出交換化學物質後的氣體與體內真空臟氣裡的大氣反壓力。那就是動物生命中最重要的事物，即所謂的活力；那就是你活下去的P（力量）——沒有空氣，你無法活超過五分鐘。

至於看不見的事實（姑且稱作祕密），是**人體引擎只要透過大氣的反壓力就能運作**，因為這臺「引擎」是由有彈性且具力量的材質所組成，能震動、擴張、收縮。

這兩項事實就是「P（力量）自動運作產生活力」的未知祕密，化學家韓賽爾（Julius Hensel）透過化學生理學公式證明：組織這種特別重要的彈性得自糖與石灰（a lime sugar combination）（此石灰指鈣質）的組合。

治好病卻失去活力？

　　拉丁字spira的意思主要為「空氣」，其次才是「精神」，所謂「上帝的氣息」其實指的就是「新鮮的好空氣」！大家都知道呼吸就是生命，人透過身體的呼吸運動獲得活力與健康；同樣的，你也能夠透過較高的空氣壓力與反壓力來排除O（障礙）。

　　透過體內自然產生的振動移除且排掉異物障礙，以達到各種的治療疾病的效果，的確是可行的，例如以人工的方式加速循環，其實就是透過給予更多空氣與氣體來震動組織。只是，在你用人工的方式增加P（力量）一段時間後，會減弱反壓力運作的重要能力，使得組織橡膠般的彈性變弱——你增加了P（力量）卻沒有增加V（活力），換句話說，這麼做很可能是犧牲V得到的結果。根據經驗法則，如果橡皮筋不斷被拉扯或過度撐開，最後一定會失去彈性。

　　你治好了病，卻慢慢喪失了活力，尤其是讓肺、肝、腎等重要器官失去彈性。你做了治療，事實上卻沒有「完全治癒」，而活力的降低，則是因為在操弄手段（物質）讓障礙物鬆脫並排出體外的同時，未能停止攝取形成

黏液而導致疾病的非天然食品，導致廢棄物與障礙物依然源源不斷的進入體內。

有人是透過讓引擎不斷高速運轉與抖動的方式來清潔引擎的嗎？當然不是！如果那是臺蒸汽引擎，你會先注入一些清潔劑，接著再更換燃料，如此一來，煤炭不完全燃燒所造成的廢棄物就會被清除了。飲食的道理也是一樣的，長久以來，我們一直都把重心放在：找出什麼才是最好的食物？也就是——什麼樣的食物能夠帶來最多能量、耐力、健康並且增加活力？哪種食物是致病與造成老化的主因？生命、活力、呼吸運動、活動的根源是什麼，是完美的心智還是適當的食物？

然而，真的如此嗎？本課一開頭就列出的公式，即能帶來發人深省的答案，並提供解決整個問題的方案。

首先，如果身體出了狀況，請透過減少各種食物、甚至斷食的方式來減少障礙物；第二步，請停止攝取或是盡量減量攝取會生成障礙物或黏液的食物，並且增加能夠溶解、排除、移除障礙物的食物，這樣就可以增強「力量」——讓空氣壓力這種用之不竭的力量來源的運作不致受阻礙。換句話說，**活力與動物生命運作等根本問題的解決之道，在於(1)透過空氣壓力帶來不受阻礙的良好循環，**

以及(2)透過攝取適當食物讓組織維持彈性，以產生生命運作所需的反壓力。

　　活力其實並非直接與食物有關或來自正確的飲食，如果你吃了太多超棒的食物，但身體卻充滿了廢棄物與毒素，那這些好食物就不可能在潔淨的狀態下進入血液，成為帶來功效的重要物質，反倒會與黏液、自動產生的毒血結合而產生毒素——增加的是O（障礙），而不是P（力量）。只要體內充滿了O（障礙），想要利用食物的價值來增加P（力量）或V（活力）就是白費力氣。

光吃好食物並沒有用

　　我的方法就能夠解決這個問題。透過**定期的短期斷食**，同時**攝取能夠淨化而非增加營養的食物**（不會產生黏液或僅產生少量的黏液），就能解決這個問題。

　　請注意，「只要給病人清潔的食物，就能『立刻』產生活力」是錯誤的概念，我們必須透過客製化的菜單，以聰明的方式排除O（障礙）——只要透過斷食，讓身體的功能不再受到阻礙，就能夠增強P（力量）。大家以為

「無黏液飲食」只是清楚哪些是有益的食物，其實真的錯得離譜了！

現在你應該明白為何那麼多斷食、水果飲食法等等的療法會失敗了吧？人們太快移除O（障礙）或一次移除太多，導致在覺得身體「好了一下」後，因廢棄物消融過程更加深入而讓O（障礙）持續增加，使人虛弱到不行，進而選擇恢復原先錯誤的飲食──這種錯誤的方式會讓身體沒有辦法再排除更多障礙物，使人錯覺情況轉好，而誤以為是「好食物」讓身體變虛弱。此時，人們會失去正確的信仰，「我試過了，可惜那是錯的。」因為對療癒系統的認識不足，他責怪整個療癒方法，但該怪的其實是他自己──這也是連一些飲食與自然療法專家，都會在飲食療法學這方面栽跟斗的原因。

有些人經驗豐富，但很少人像我一樣，認為活力、能量、力量不是從食物中得來的，他們甚至認為這些來自睡眠等等呢！我自己透過多年斷食與飲食的實驗所得知的事實與實際做法，簡而言之就是：

(1)活力並非直接受到食物影響，而是與人體引擎功能受阻（被黏液及毒血阻塞）的程度有關。

⑵透過人工方式去刺激、搖晃、震動組織增加P（力量）來移除O（障礙）的方式，往往都會犧牲V——也就是活力。

⑶藉由精氣、空氣、水獲得的重要能量、身心的效能、耐力、卓越的健康，多到超乎你的想像，只要P（力量）能夠運作，並且運作時是在非常乾淨的體內，沒有O——障礙物與摩擦力——即可。

⑷不進食的極限，以及在這種理想狀態下要過多久才需要攝取固體食物，依然是未知數。

⑸除了空氣、氧氣、一些水蒸氣，組成P（力量）的成分還有以下物質，但唯有在乾淨的身體內在環境中，我們才能從無窮盡的大自然增加它們：

‧電、臭氧、光（特別是陽光）、香氣（水果與花好聞的味道）。

‧在乾淨自然的環境下，要吸收氮也並非不可能。

接下來，我要教你一些有關身體生理學正確的新知，想知道無黏液飲食療癒系統為何能夠完美運作，非得先了解這些不可。

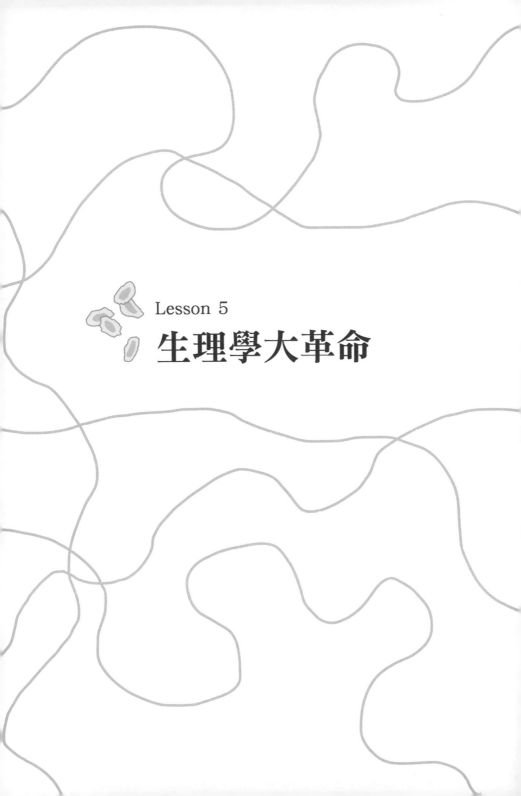

Lesson 5

生理學大革命

有關人類營養的事實，
對所有人類來說仍是「七印之書」，
連那些飲食專家與科學家也不例外。

　　既然你已經知道什麼是活力，也明白動物的生命只
要透過氣壓與反氣壓就能夠自動運作（魚類等動物的運作
方式也相同，只不過媒介改為水而非空氣罷了），你應該
就會發現醫學的生理學，也就是動物運作的科學，根本就
大錯特錯。

　　由於以下這些錯誤，我們應該藉由新的生理學修正
傳統醫學上的生理學：

(1)血液循環的理論。

(2)新陳代謝或物質交換。

(3)高蛋白食物。

(4)血液的組成成分。

(5)造血功能。

血液循環 肺臟才是幫浦

　　醫學上的生理學與病理生理學都不斷透過顯微鏡在尋找疾病及其肇因，現在，細菌的理論已經「蔚為風尚」。然而，只要科學家們對於血液循環的觀念有著根本上的誤解，就沒辦法找到答案，也不會明白何謂疾病。

　　正如我之前所說明的，肺臟就像馬達，是發動循環的器官，而循環的血液會驅動心臟；至於心臟，它就像是引擎的調節閥，是血流驅動心臟。從下列兩項事實就能夠得知這點：

(1)只要透過增加呼吸的方式增加氣壓，就能夠使血液循環加速，心跳數也會增加。

(2)一旦產生刺激的毒素進入循環系統當中（例如酒精），你的心跳就會加快；只要你服用了讓神經和肌肉癱瘓的毒素（例如毛地黃），你的心跳就會變慢。醫學專業人士深知此點，卻得出錯誤的結論，認為有神祕的力量加諸心肌之上，能夠驅動血液循環。

　　我的病患當中不乏傑出的工程師，他們在得知這種

新的生理學後，都同意我的看法，表示心臟可以作為任何引擎的閥門範本。

透過運動、爬山、跑步等活動增加氣壓，就能夠增加心臟的活動量──就像引擎當中的閥門一樣，運動的速度取決於壓力。

三十年前有個瑞士的生理學專家，雖然是一個平民，卻能透過動物實驗，用淺顯易懂的方式證明四百年前倫敦的哈維教授（William Harvey，實驗生理學的創始人之一，根據實驗證實生物體內的血液循環現象，以及心臟在其中的幫浦角色和作用）提出的生理學並不成立。當然，醫學界並沒有注意到他的證明──「科學」怎麼可能會出錯呢？

新陳代謝 細胞不會被耗盡

新陳代謝（或稱「物質交換的科學」），是加諸在人類身上最荒謬也最危險的教條。這是錯誤細胞理論的始祖，也是錯誤白蛋白理論的來源，如果再不停止信奉這個理論，整個西方文明世界很可能會邁向滅亡之途。如果無法接受以下事實──**持續「替換」白蛋白是非必要的，而**

且只要人體「引擎」仍處於必須對抗障礙物的情況之下，就無法透過蛋白質獲得活力、效能、健康——你有一天將會因此而死亡，事實上，這也正是所有西方文明中人類死亡的原因。

細胞會在生命的過程中不斷消耗重要的蛋白質，因此必須持續透過攝取高蛋白食物來補充——這種觀念錯誤至極，我和數百位斷食者都已透過調查、實驗、觀察而駁斥了這種說法。

常規醫學所謂的新陳代謝，其實是空腹後身體立刻進行的排除廢棄物動作，但他們卻認為，人一旦斷食就只能靠自身血肉過活，甚至連凱洛格博士（John Harvey Kellogg，提倡素食的醫師，同時也是玉米片的發明者）都相信素食者在斷食後會變成葷食者（依照埃雷特的理論，斷食後吃葷食，會停止身體排除廢棄物的動作，使人不會因為溶出更多廢棄物而難受，而讓人誤以為葷食對身體好，這可能導致素食者斷食後重拾肉類），即使是自然療法，或多或少也接收了這種錯誤的看法。有人深信人體引擎一旦缺乏固態食物、蛋白質、脂肪，將連一分鐘都無法運作，因而做出錯誤的結論，認為人類若在斷食中耗盡脂肪與蛋白質，就會死亡，並認定死因一定是因為飢餓。

關於這點我有話要說：瘦子比較容易斷食，能持續的時間也比胖子久。印度的托缽僧瘦到皮包骨，可說是最瘦的活人，卻能夠斷食最久而不會感到痛苦，在這個例子當中，所謂的「耗盡身體」究竟又是指什麼呢？

我進一步發現，身體愈乾淨、愈沒有廢棄物（黏液），就能夠斷食得愈久，因此，我建議**斷食前必須先攝取排除體內廢棄物與排泄的飲食**。只有在長時間採取嚴格的無黏液飲食之後，才能夠達成我連續斷食四十九天的公開世界紀錄。

人體並不會排除、燃燒、耗盡任何一個有活力的細胞，人體內愈乾淨、愈沒有障礙物和廢棄物，就愈容易斷食，只靠水和空氣過活，也能斷食得更久！挨餓的真正極限迄今無人知曉，天主教宣稱聖人能斷食好幾十年。

常規醫學教導的新陳代謝觀念讓錯誤更加深了一層，宣稱人必須攝取高蛋白的屍體（部分分解的肉類）來補充細胞（其實用肉眼觀察就能得知細胞並未被耗盡），這些肉偏偏又要經過**最具破壞性的加熱烹煮過程**！事實上，你在體內的系統中正以黏液與毒素的形式累積了或多或少的廢棄物，漸漸造成疾病，最後邁向死亡。

人類顯然無法想像這樣的教條有多愚蠢、後果有多

嚴重，根本不知道這些教誨其實會殺了一個人，最後導致所有人類滅亡！

醫學界（當然還有一般人）都相信，只要透過每天「良好的飲食」，就能夠增加血肉，並因而增進健康。然而，即使是一個排便習慣「正常」的「健康」胖子，當他排出大腸中累積的宿便時，仍會比所謂「健康」時的體重少掉二·二五到四·五公斤。體內有那麼重的糞便，居然被醫生視為健康！你能想到任何錯得更離譜、更荒謬、更愚蠢，以及對你的健康與生命更危險的事嗎？別無其他，就是醫學上有關新陳代謝的「科學」。

蛋白質 低蛋白更有能量

自然療法與無肉飲食在上個世紀開始風行時，醫學界的人就開始努力透過數字來證明每天必須補充適當數量的蛋白質，但這其實是在大家覺得虛弱、容易疲勞、感到精疲力盡或因為任何原因而生病時，建議大家做違反自然法則的事。

在第四課〈生命的公式——$V = P - O$〉當中，你已

經知道活力與效能的來源。現在，你也知道在完全沒有食物的狀況下，特別是沒有蛋白質的情況之下，也能夠增強病體的力量。

高蛋白食物所造成的刺激會持續一段時間，因為這些食物會立刻在人體內分解成毒素。大家都知道，任何動物的物質進入氧化過程之後，就會產生很大的毒性，在人體高溫的環境中更是如此。

那些博學多聞的人竟然離譜到想要證明人類在生物學上屬於食肉的動物，但演化的理論卻證明人類來自猿科動物，這些動物吃的都是水果！

為什麼成年人不像舊有生理學所說的需要那麼多蛋白質？最根本的事實與真理從母乳即可見一斑：母乳當中的蛋白質並未超過二％至三％——大自然建造新身體時的基礎就是如此。

然而，錯誤愈來愈離譜的原因，在於他們努力想要補充未被摧毀或用盡，甚至是根本沒被消耗的東西，這點你在「細胞不會被耗盡」 P066 已經學到了。舊有的生理學對於物質交換的觀念根本就是錯的，因為這些「專家」（這類科學的建立者）根本缺乏化學知識，尤其是有機化學的知識。

生命來自食物的「轉換」

　　生命需要仰賴的「物質交換」，其實是指生理學上的化學轉換，而非「你必須吃蛋白質來補充蛋白質，才能增加肌肉與組織中的蛋白質」這種謬論——這就好比說乳牛必須喝牛奶才能泌乳一樣，而大部分的情形根本都不是這樣。瑞士巴塞爾大學的一位知名生理化學家馮幫格博士（Gustav von Bunge），就不支持這種醫學界普遍的看法，他表示，生命與活力都是來自物質（食物）的「轉換」，透過這個過程，力量、熱能、電能都能夠自由活動，成為動物體內的效能。

　　你會在「光靠造血食物沒有用」 P079 學到，人體當中會發生一些物質的變化，以及蛋白質會由其他何種食物轉化而生成。這樣的物質轉化並非由新細胞取代舊細胞的過程——礦物質才是動物與植物生命中的基石，新物質取代舊物質僅占一小部分而已。

　　在你學過第四課〈生命的公式——V＝P－O〉之後，應該已經能夠了解「完全」只吃肉的人為什麼比「吃澱粉類」的素食者活得久。**少量肉類食物所產生的固體廢棄物比過度食用澱粉類食物者來得少，但是他之後可能發**

生的疾病卻比較危險，因為體內會累積較多的毒素、膿以
及尿酸。

捏造的蛋白質攝取量

　　如果你了解人體營養的真理（接下來會學到），就
會明白那些生理學家在黑暗中胡亂摸索──如何捏造出一
般人所需的蛋白質量（順便一提，這個標準量正在慢慢減
少中）──是多麼可笑的事了。這些人──即使是資深的
「飲食專家」──是在不明就裡的狀況下估計出這些數量
的，他們並不知道人體內的廢棄物有多少。在過去的幾千
年裡，人類在沒有標準攝取量的狀況之下，反而還活得比
較健康呢！

　　整個所謂的比例根本就是一場鬧劇、一種偽科學。
有些人，如齊特頓教授（Russell Chittenden，十八世紀末、
十九世紀初耶魯大學生理化學教授），就透過實驗發現，**攝取
較少的食物反而會增加能量與耐力，尤其是較少的蛋白
質**；辛德教授（Mikkel Hindhede，建議丹麥政府穀物應該拿來
供人食用，而非當動物飼料）則證明了人體所需的白蛋白少到
不需要納入考量；賀瑞斯・弗萊契（Horace Fletcher，主張

每口食物都要咀嚼一百下，據說他每餐會咀嚼兩千五百下）更勝一籌，他一天只吃一個三明治，結果治好了他認為「無法根治」的疾病，並且產生了強大的耐力。

我在克服了內心的恐懼，不再害怕不遵守「科學界蛋白質需要量」可能造成的致命後果之後，透過實驗與示範發現這種未知且令人難以置信的事實，那就是：**在乾淨無黏液且無毒素的人體當中，那些蛋白質含量最低的食物，也就是水果，反而能夠產生最多的能量與令人不敢置信的耐力。**

如果說蛋白質當中最重要的部分——氮，是讓人體機器運作的重要因素，我認為在理想的情況（乾淨的體內環境）之下，從空氣當中就能夠吸收氮。

食物來自無窮盡的大自然，P（力量）則是其營養來源，這就擁有著無限的可能啦！我建議你重讀一次〈生命的公式——V＝P－O〉，就會發現下列兩個事實：

(1)有關營養的事實，對所有人類來說仍是「七印之書」，連對那些飲食專家與科學家也不例外。

(2)「高蛋白食物是維持健康的必需品」這個醫學界教導全人類的錯誤觀念所造成的後果與影響，正好成為導致所

有疾病的主因與普遍原因，這是西方文明墮落最可悲的現象，同時也產生了最危險與最具毀滅性的暴飲暴食習慣。這種習慣造成人類最強烈的瘋狂行為，也就是透過多吃來治療疾病，尤其是吃更多高蛋白食品。攝取高蛋白質食品錯得有多離譜，實在是筆墨難以形容。我要提醒你，醫學界尊稱為醫學之父的營養學家希波克拉底曾經說過：「你餵病人愈多東西，你就傷他愈重。」他還說：「你的食物應該要成為你的藥方，你的藥方就是食物。」

如果我們讓身體塞滿了黏液，以及鈣質、磷質等其他外來障礙物，再加上廢棄質，就很可能會產生高血壓，使心臟在維持血液正常循環時的負擔變重。

血液組成 紅、白血球和酸血

舊有生理學最初三個錯誤的邏輯推論，就是人體血液成分的問題，不僅其本身是個問題，還宣稱經過「科學驗證」——這實在錯得離譜，簡直到了瘋狂的地步。

白血球的真正角色

　　真正的問題在於：白血球細胞真的如同生理學與病理學中所說的，是負責保護人體生命、摧毀致病的細菌，並讓免疫系統對抗發燒、感染等問題的主要角色嗎？

　　或者正好相反，這些細胞就像湯瑪斯・鮑威爾博士（Thomas Powell）所說的，是廢棄物，是腐敗、未消化、無法利用的食物、黏液或是病原體？是人體無法消化的非天然食物，因此人體根本無法吸收？或者那其實是西方葷食者每天三餐塞進胃中的高蛋白與澱粉類食物所產生的廢棄物——也就是我所謂的「黏液」，是造成所有疾病的根本原因？

　　病理學本身就能證明這點，表示在生病的時候白血球會增加；生理學中則提到，在健康的人體進行消化作用的時候，白血球也會增加，而這些白血球正是來自高蛋白的食物。

　　這樣的說法完全正確，也是有關高蛋白食物謬論的合理推論結果。

　　醫學「科學」認定白血球是健康的常態，認為沒生病的人體內一定有白血球在循環，因為每個人體內都有白

血球。在西方文明中長大的人，無一不是從小喝牛奶，吃肉、蛋、馬鈴薯和穀片長大的，**今天沒有任何人體內完全沒有黏液！**

我在自己的第一篇公開發表的論文中提出了一個重要概念，就是美白競賽是種病態且不自然的情形。首先，那是因為缺乏讓皮膚呈現顏色的色素，原因是缺乏產生顏色的礦物質鹽分；其次，血液當中時時充滿了白色的白血球、黏液、廢棄物，因此使得全身呈現白色。

白人的毛細孔往往被白色的乾燥黏液所阻塞，他的整個組織當中都充滿了這種黏液，難怪看起來蒼白而毫無血色——大家都知道過度蒼白是一種「不好的徵兆」。我和朋友在連續幾個月採取無黏液飲食並且進行日光浴後，去公共浴池時看起來就好像印地安人，大家都以為我們是其他種族的人。

會出現這種情形，顯然是因為紅血球很多，並且大量缺乏白血球。在吃了一片麵包的早上，我就發現自己的臉色有些許蒼白。

「膚色蒼白和白血球的關係」並不是我提出論點來反駁這個醫學「科學」對白血球功能的錯誤認知的重點，想要了解相關的真正科學證據，可以閱讀鮑威爾博士在

一九〇九年出版的《健康與疾病的根本與要求》，比我在
歐洲發表「黏液理論」（一九一三年被譯為英文版，書名
為《合理的斷食與再生飲食》）晚幾年，當時我們都不知
道對方的著作。到目前為止，鮑威爾博士講授有關疾病、
白血球、醫學謬誤的基本概念都和我不謀而合，唯一的差
別就是：他所說的「病原體」，我稱之為「黏液」。

　　至於排泄與飲食方面，我們兩人的差異就比較大，
但不管怎麼說，醫學「科學」在紅血球結構、血漿、血
清、血紅素組成方面都說得不夠完整。

兩個重要的事實

　　我們要知道兩個重要的事實：

(1)人體血液當中鐵質的重要性與必要性。

(2)血液中的醣類。知名的生理化學暨礦物質理論專家韓賽
　　爾博士在他的《生命》一書中提到：「鐵質在我們的
　　血液中遭到化學物質的遮蔽。」缺乏化學知識的醫生
　　很可能不會發現這點。在同一本書的第三十六頁中，
　　他提到：「我們的血液白蛋白，是醣類與氧化鐵的組

合，但卻沒有人發現或明白——透過正常的化學檢驗並不能發現糖與鐵。血液白蛋白必定先經過燃燒才能檢驗出這樣的結果。」

我推論出的事實及其重要性如下：血液中的紅色是這種「特別液體」的特徵，來自於當中的氧化鐵——鐵鏽！因此，鐵在血液中的重要性不證自明。

此外，醣類物質除了是營養成分，其重要性在於那是良好血紅素的一部分——血紅素在必要時會呈現吉利丁般的黏稠狀，例如在為了避免和空氣接觸而封閉傷口時。請閱讀《合理的斷食》，以了解如何立刻治癒傷口，讓傷口不流血、不化膿、不產生黏液，也不會疼痛或發炎。

酸性是疾病的象徵

醫生所發現的一個與人體血液有關的真相，就是酸性是疾病的象徵——難怪每天在胃裡塞進肉類、澱粉、甜點、水果等的葷食者會生病了。不信的人可以自己實驗：吃一頓正常的晚餐，並在一小時後把晚餐吐出來，這時候你就會聞到一股難聞的氣味，那是一種醱酵後的酸味，就

像是餿水的味道，如果拿這些東西去餵豬，相信豬一定會漸漸生病的。

如果你不夠勇敢，請進行以下實驗：下次你在星期天吃晚餐時，多點一份給想像中的客人。把他那份餐點倒進鍋子裡，份量和你自己的一樣。充分攪拌之後，用和血液相等的溫度煮三十分鐘以上，然後蓋上鍋蓋放隔夜。隔天早上你打開蓋子的時候，必定會覺得驚嚇不已……。

造血 光靠造血食物沒有用

人體中造血的問題，攸關所有的健康與疾病問題。換句話說，你的健康和疾病幾乎都與你的飲食有關，無論你吃的食物是否適當：哪些食物會傷害你，產生疾病；哪些食物又會有療效，讓你的身體處在理想狀態；哪些能夠造出天然的好血，哪些又造出不良的酸性血液，會導致疾病……。這些問題及其解答，就是我「無黏液飲食」的飲食基礎。事實上，我的療癒飲食最主要的部分，奠基於含有重要元素的天然食物不斷「支援」造血，這些完美的新血能在血管當中溶解與排除我們有生之年所累積的廢棄

物、黏液、毒素、藥物等等——這些物質「累積」一段長時間後會形成潛在的病因。

缺少化學知識的造血理論

「官方」生理營養學所教導的造血知識，實在是大錯特錯，先是有生理化學的問題，再從大自然的事實來檢視這些知識也問題重重。

在這裡，我必須再度引用生理化學權威馮幫格博士的話，他曾經親自告訴我他並不支持官方的醫學說法。他認為：「生命仰賴『物質的轉換過程』——就像其他所有化學反應，從一種化學物質的原子及分子轉化成另外一種——所釋出的力量與效能，進而得到延續。」

那些創立生理學科學的專家都缺少化學知識，一方面是因為他們所接受的人類人文教育多過大自然的科學教育，另一方面，也因為當時無機化學的發展不夠完備。

他們從過去到現在所相信的新陳代謝機制，以及「必須補充每天耗盡的細胞」的說法，至今仍是雜食者每天遵守的飲食方針。

其中，誤導大家的觀念同樣出在蛋白質上。他們是

這樣推論的：肌肉、組織、整個人體的重要物質就是蛋白質，血液之中必須要有這種物質才能夠造血——要吃肌肉才能長肌肉，要吃蛋白質才能增加蛋白質，要吃脂肪才能夠長脂肪，而餵奶的母親得喝奶才能泌乳！要攝取無機的鐵、石灰等來補充人體當中相同的物質，也一樣的謬誤。

想想，牛只要攝取草，就能夠長出肉、組織、骨頭、毛髮、牛奶，並且產生能量、熱能等等——藉由餵奶給乳牛來增加泌乳量實在是可笑至極，然而，人類自己竟然就這麼做。

最好的造血飲食

今口，人體當中的每個物質都經過化學分析，醫生也夢想未來能夠提煉出食物當中的濃縮化學物質，以期靠著口袋中隨身攜帶的「餐點」就活好幾天。坦白告訴你，這樣的日子並不會到來，因為**人體無法吸收不屬於蔬果類的單一物質**。所有人造的綜合食物，只要過於濃縮，無論它是動物性或植物性，都無法造血，只會造成刺激。

動物性食物無法造出良好的血液——事實上，它們根本不會讓人體造血，因為生物學上的事實就是——人類

天生就該吃水果！請看看成熟的黑莓、櫻桃、黑葡萄汁，看起來難道不像血液嗎？有任何具有理性的人能證明半腐敗的「肌肉組織」能造出更好的血嗎？動物在死亡的當下，肉體或多或少就已經開始腐化，何況又經過破壞性的烹煮過程——**任何肉食性動物都無法靠食用烹煮過的肉類維持健康**，牠們都吃新鮮的生肉、飲用鮮血與骨頭等等。

之後我會教導大家更多有關天然食物的完整資訊，你也會學到相關的事實。現在，我只想提一個有關造血飲食法的重要事實，也是和其他人與其他相信濃縮蛋白質、礦物質的飲食專家不同之處——對血液來說，白蛋白並不是最重要的物質，要能夠造出良好的血液，光靠礦物質也是不夠的。**人體血液當中最重要的物質就是「有效率」的碳水化合物，也就是化學上稱為「糖分」的東西，成熟的水果中或多或少都含有葡萄糖，蔬菜當中也有少量的這些物質**。最新科學的研究顯示，即使是人體需要的少量蛋白質，也是人體中的葡萄糖變化而來的——所有食用五穀蔬菜的動物，都能夠先將食物轉換為葡萄糖，接著再轉換為整個人體所需的物質。

有關這個論點的不同看法，重點並非放在食物或是造血問題。那些不了解潛伏、急性慢性疾病的人，根本不

相信有關營養的事實。從前面幾課當中，你應該知道當水果改善了血液的品質，人就會開始清除障礙物，一開始會覺得身體的狀況變好了，但是在愈來愈多廢棄物溶解，以及循環系統中出現驚人的廢棄物之後，你可能會和一般醫師與其他人一樣，認為不舒服是因為缺乏「有效率」的食物——在自以為需要「一般」食物，而其他人也給了相同建議的情況下，你重拾過去吃的食物，雖然不適看似消失了，卻反而對身體造成刺激（而使得身體不再排除廢棄物），而我們竟誤以為吃蛋與肉才能產生良好的血液。

換句話說，光靠攝取正確與適當的造血食物，並無法解決食療法執行過程中的這些問題，而不明就裡的人們無法相信、接受、執行這些事實，最後導致人們無法透過真正能夠造血的食物來獲得療癒——這也是醫師相信並推薦病人吃那些破壞性食物，以及一般大眾再次攝取破壞性食物並漸漸增加攝取量的主因——他們都不明白疾病的本質，也不了解每天的飲食為何會汙染血液。

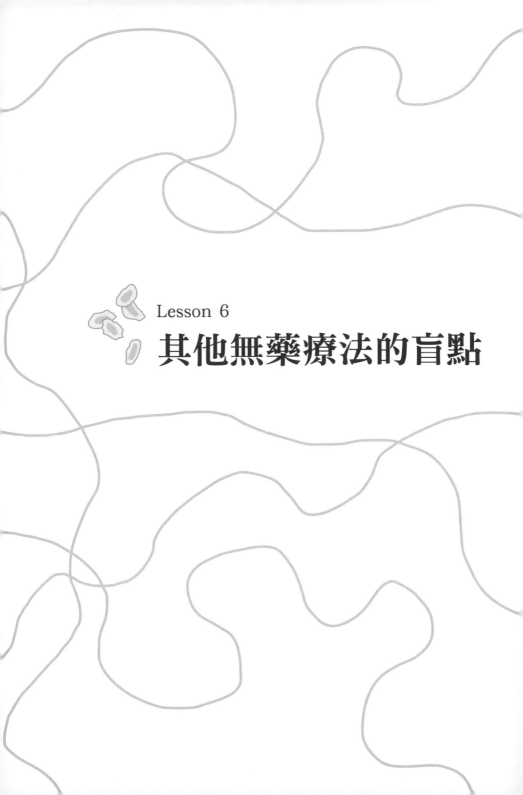

Lesson 6

其他無藥療法的盲點

追求健康的人都以為，
應針對疾病攝取某些特定的食物或食物組合，
嘗試了各種方式卻徒勞無功，
這是因為人們並不知道疾病其實只有一種——
體內的廢棄物與阻礙物。

　　治療的方法不勝枚舉，撇除迷信的傳統療法不論，正規的方式主要可分成兩類：

　　(1)醫學；(2)無藥療法。

　　醫學的歷史顯示（特別是在過去），藥品與其他神祕的「發明」都來自桂格教派——許多「藥物」、「標準療法」（例如水銀）最早都來自該教派。至於現代的血清等等，儘管透過「科學的方式」準備，卻沒有比過去好到哪裡去。

　　我們已經確切知道疾病為何物了，也可以明白醫學所無法解釋的事實——為什麼藥物與血清在某種程度上能夠壓抑病徵。這些「結果」只有透過親身的體驗才能得

知，但是醫學界卻不知道為什麼這些結果（或者說「特效」）會發生。

其實，當中的祕密就是：**如果病人的身體努力要排除病徵所展現的毒素，但此時卻有一種新毒素進入身體當中，那麼透過病徵排除原本疾病的情形多少會立即停止，因為身體的直覺反應就是要努力中和毒素。**問題是，當命被救了回來之後，症狀就會再度出現。這個過程會不斷反覆出現，直到病人死亡，或他夠聰明，能把藥丟一邊，透過新方法拯救自己——無藥療法。

無藥療法的方式相當多，主要可以分為三種：

(1)身體療法。
(2)心理療法。
(3)飲食療法。

身體療法的侷限

大致上來說，身體療法多半都透過各種震動或熱能來排除體內積年累月的負擔，例如克奈浦療法（Kneipp

cure，由歐洲水療之父賽巴斯汀・克奈浦〔Sebastian Kneipp〕所創）就是以人工的方式給予低溫，藉此刺激體內的循環而排除廢棄物。

體操運動、呼吸運動、按摩、整骨法、機械療法等等，基本上也相去不遠，但是脊椎擠壓療法倒一直宣稱他們有特殊的「方法」，表示如果出現了骨頭半脫位的情形，脊椎擠壓法就像藥物一樣能立即解除痛苦的症狀。不過，事實卻是：一旦該療法沒有持續進行，相同問題就會再度發生，不當的生活方式也會持續下去。半脫位的發生是因為脊椎骨間累積了異物，而這些異物源自於不當的飲食──和其他疾病的發生原因相同；當然，一般人通常都體重過重，這也是原因之一。在透過長時間的斷食之後，我見證了許多脊椎問題大幅改善的例子。

除此之外，還有許多震動組織與促進循環的方式，例如用電、電光、日光等等，這些方式多少都有助於緩解問題，但是如果**大家仍不注意飲食是否恰當，是不可能真正痊癒的。**

換句話說，只要沒有停止攝取不當的飲食，就不可能完全排除疾病與異物，畢竟完整的新血必須透過真正、天然、乾淨的無黏液飲食才能夠生成。

心理療法的真正精髓

無可否認的，心理狀況也會造成各種疾病。恐懼、哀傷、擔憂已證實不僅會傷害心臟與神經系統，也會對循環系統、消化系統等造成不良影響。心理治療、心靈與神聖療法、基督科學等，都有可能拯救不幸的病人，讓他們免於藥物的傷害，但我並非全然贊同這樣的做法，因為它們似乎在有意與無意間把人蒙在鼓裡，讓大家不了解疾病的真相。

我們這些了解疾病的人，無法同意一切靠奇蹟來療癒的方式，也無法強迫大家想像自己一點病也沒有——即使他們已經病重瀕危。只祈禱造物主賜予神蹟來療癒，而拒絕或漠視真正神聖的食物（天堂般的水果），卻把那些有害的現成食物與大量生產的人造食物塞進胃裡（根本不是造物者賜予人類的食物），實在可笑又可悲。

根據我看過數千名病人的經驗，慢性病的病患，尤其是那些飽受折磨的病患，根本就是「活生生的化糞池」。因此，如果你三十、四十、五十年來都攝取不當的食物，並因此導致了疾病，自然就得為你的「罪行」付出代價，你得扭轉原本的做法，改攝取清潔、天然、神聖的

食物，才能帶來健康而非疾病。這點昭然若揭，就像陽光或二乘以二等於四的邏輯那般不用懷疑。

艾迪女士的哲學根本是叔本華《世界的想像》的窳劣版，她認為心理是真實的，但身體不是。如果她改成這麼說，邏輯或許還正確些：「上帝向來沒有打算或計畫創造疾病，但人類不遵守神聖的生命法則，因此產生了疾病。」如果人類用正確的方式生活，正如〈創世紀〉當中所說的一樣，就不會有疾病產生。

從進化的觀點來看，我們必須了解上帝的真正意義，即使祂說祂「將會懲罰或殺了他們，除非他們回到祂身邊」——簡單來說，就是只要你沒辦法遵守造物者的法則或大自然的法則，沒辦法像天堂的人一樣過生活，你就會受苦或死於疾病。

採用「無黏液飲食療癒系統」的人，應該運用已知的知識攝取無黏液的食物——那些〈創世紀〉當中潔淨的食物，也就是水果與綠色葉菜（草本植物），如此才能夠以身作則展現真理。你要能夠以身作則，才能幫助病人學習與相信「事實」，讓他不再相信關於疾病的所有錯誤或迷信觀念，也能夠排除對「唯一正確的方式」的疑慮，想辦法對會致病的生活習慣做出補救。

你必須運用真理來治療病人，讓他們不再是無知，讓他們願意跟隨你的熱忱——這才是「心理療法」的真正精髓所在。

各種飲食學的盲點

在這重要的一課中，我得讓你完全相信下列事實：

- **第一點**：各種疾病與健康問題的肇因，有九九．九九％都在於食物（飲食）。
- **第二點**：如果不把飲食擺在首位，那麼所有的治療與療法終將失敗。
- **第三點**：我所謂的「無黏液飲食」與「生成黏液的飲食」，就足以將人類所有的食物分成無害、自然、療癒、真正營養的食物，以及有害、導致疾病的食物。
- **第四點**：其他所有的飲食學大部分都不正確，因為他們把重點放在食物本身的價值（姑且不論這點是否「錯誤」），而非將重點放在治療過程開始、進行、完成時的療癒、清理、排毒過程。

生命是營養的悲劇

「人類應該要吃什麼才健康，或是才能治病」這個議題攸關你我的生命，只是大家雖然都知道這很重要，卻很少人會真正考慮到這點。

多年以前，我首創提出這個說法：「生命就是營養的悲劇。」大家對該吃什麼的盲從與無知嚴重到我將之稱為人類心智中「缺少的連結」。

醫學與所謂的「自然」療法多半都將飲食學視為治療時的次要問題，這其實很嚴重。一臺機器的效率取決於燃料的品質與數量；毫無疑問的，一株植物是否能產出品質良好的果實，土壤的影響遠大於氣候；農夫都相當清楚，家畜長得好不好與飼料息息相關……，所以**動物與人體能維持健康或生病，九九‧九九％都與食物有關係**。所有生病的動物都拒絕進食，這點就是大自然展現的最佳例證——動物在生病或受傷時的直覺反應，就是大自然要告訴我們的道理：疾病與健康，與進食或斷食有關，也與攝取的食物種類有關。

多數的普通人，甚至是想法進步的醫師，都把造成疾病的原因歸咎於地球上的各種原因，就是不提食物。在

他們的心中，疾病仍然是個謎，他們不清楚（醫師則是不想學）**人體內之所以這麼汙穢，就是因為大家吃的食物是身體所需的十倍**，何況在大部分的情況下，人們吃的多半或甚至全部都是——有害健康的食物。

　　一般人，甚至是那些所謂「十分健康」的人，只要斷食三至四天，就可能會出現口臭，全身也會散發著難聞的氣味，這表示人體內充滿了飲食帶來的腐敗且未排除物質。這些不斷累積且增加的廢棄物會導致體內潛伏著未知的疾病，而當人體想要用「震撼」的方式將這些物質排出體外時，就會造成所謂的疾病。首先，他會設法進行自我「療癒」，也就是透過斷食來「停止增加」體內的廢棄物（致病的原因）。

　　現在，你應該明白醫學究竟錯得有多離譜了吧！我們竟然想阻止大自然的療癒方式與排除過程——疾病，還透過藥物和血清增加體內的廢棄物數量，更不用說的是，只要繼續攝取「錯誤」的食物，再多「自然」療法都無法讓你痊癒——

　　你可能不斷持續清理體內的廢棄物，但只要攝取了不當的食物，或甚至是太多適當的食物，就無法達到完全清潔的狀態。

如果食物本身就是造成所有疾病的主因，顯然你也只能透過飲食才能痊癒；此外，如果必要，還必須進行最合理的飲食方式——斷食，這是大自然提供給動物界的唯一「補救方式」。

　　總而言之，你該重視的**不是食物的營養價值或修復能力，而是清理與排除廢物的能力**。我的療癒飲食法——「無黏液飲食」，將所有的食物嚴格地分為兩類：某些食物能夠帶來療癒的效果，某些食物則會導致疾病。然而，光了解哪些食物不會產生黏液與哪些會產生黏液，其實是不夠的，你還得了解：

(1)能夠以多快的速度成功改變，改變的影響有多大。

(2)不同食物的組合該如何安排。

(3)在必要的時候，療癒飲食併用斷食應該持續多久，頻率該有多頻繁。

　　這就是實行者必須研究和學習的無黏液飲食與斷食系統的理由，也正是一般人在利用「好食物」治療自己時不懂且必然會失敗的原因。接下來，你將會看到我對一些知名飲食法的評論，了解為何這些飲食法不完美、為何會

造成大家的困惑。在更後面的章節中,你還會學到各種食物,知道那些食物為什麼好或為什麼不好;假設你不知道哪些食物是無黏液食物,哪些是會形成黏液的食物,判斷的方式如下:

(1)所有的水果(無論生食或熟食),以及所有堅果(埃雷特將堅果視為無黏液食物,但也指出其富含蛋白質、脂肪,吃過多仍會產生黏液)與綠色葉菜,都是無黏液的食物。

(2)其他「文明的產物」,都是會產生黏液與酸性物質的食物,也因此都有害健康,無一例外。

放錯重點的蔬食飲食法

　　一般的素食者只是不吃肉,卻同一時間食用大量的水果(好的食物)、蛋和牛奶,造成過度進食的問題──這種情形比吃一點肉或混合較少食物的飲食更糟糕。

　　有三位知名的內科醫師改良了素食者的飲食,但他們像其他飲食學家一樣敗在一個簡單的點上──他們相信在治療的過程中,或多或少都必須採取高蛋白飲食。換句話說,所有飲食學家(除了我)幾乎都認為人體需要「良

好且營養的食物」才能痊癒，尤其是病人與虛弱的人，卻忽略了大自然本身就能帶來療癒——最佳方式就是斷食。

德國內科醫師拉赫曼博士在他的《飲食阻礙造血》中證實了碳酸是所有疾病的根源，但是卻沒有深究根本的肇因——形成黏液的食物和水果混合之後所造成的醱酵作用。儘管他擁有這麼進步的想法，卻落入了蛋白質理論當中，成為了受害者。

英國內科醫師海耶博士在《抗尿酸飲食》中也有很多洞見，但卻落入和拉赫曼博士一樣的窠臼。

義大利內科醫師卡塔尼博士（Dr. Catani）創造一套混合水果、綠色蔬菜、肉類的飲食，而不攝取任何澱粉類食物，或多或少治好一些類風濕性關節炎與痛風的病例，但海耶醫師卻認為肉類是造成這些疾病的唯一原因。卡塔尼醫師無澱粉飲食的祕密，在於其腹瀉作用能讓病情緩解的原因，和礦泉水帶來的腹瀉作用一樣。然而，這套飲食法卻無法使病人痊癒，你應該能夠看出其盲點所在吧！

美國內科醫師S‧葛萊漢姆（Dr. S. Graham）的《營養生理學》在當時舉足輕重，對麵包方面的改良尤其顯著，但這種進步並非因為粗麥、麥麩、全麥麵包的營養價值高於白麵包，而是因為這類麵包不像白麵包那樣容易造

成腹瀉。和葛萊漢姆醫師持對立觀點的，是英國的丹斯摩爾醫師（Dr. Densmore），他認為吃太多麥麩、全麥穀類、粗麥麵包會造成腸子發炎——這當然是誇張的說法，但他大力提倡多吃水果和蔬菜的做法，的確有助於改善大家的飲食。

拉赫曼博士、德國的化學家韓賽爾，以及國內一些這方面的權威，就是所謂「礦物質」運動的發起人，認為所有酸性和造成黏液的食物都缺乏人體所需的礦物質。不過，事實證明「礦物質」飲食運動只是一種短暫的風潮，他們誤以為只要能攝取人工的礦物質補充品，就可以維持舊有的錯誤習慣，還能重新獲得健康——然而事實是，你確實能夠獲得某種程度的改善，但沒辦法真正痊癒。

在更後面的章節中，你會學到化學家雷格納・伯格（Ragnar Berg）如何大幅改良這個系統（指礦物質飲食），他用富含礦物質的食物來中和會產生酸性物質的食物。

「生食飲食」是當前讓素食健康者趨之若鶩的飲食法，它確實向前邁進了一大步，但其中仍有部分錯誤，會誤導大眾走向瘋狂的極端。他們宣稱所有的烹飪方式都會破壞食物的價值，但正確的說法應該是：「錯誤的烹飪方式會破壞食物療癒的價值（效能），甚至還可能讓食

物變成讓人體酸化的物質。」那些生食專家也和其他人一樣，把重點錯擺在食物本身營養價值的高低。

　　生食的效果或益處，在於未烹煮的食物中含有較粗的蔬菜纖維，能夠減輕便祕的問題，成為腸道中的「黏液掃帚」。我不認為人體能夠吸收未經烹煮的「高營養價值食物」，例如白花椰菜、蘆筍、白蘿蔔、馬鈴薯、穀類等。**在生食進行了機械性的清腸作用之後，生食者體內其實會缺乏最重要的食物營養──葡萄糖或果糖，除非他有吃足夠的水果。**

　　以下這個經驗相當重要，也相當有啟發性。把檸檬用中等的溫度烘烤，就會變甜，有點像柳橙，此時葡萄糖便產生了。但如果你再烤久一點，或者是直接用烹煮的方式，就會變苦。

　　同理可證，所有蔬菜在加熱之後，有助於葡萄糖的生成，因為蔬菜內或多或少都含有澱粉，這點也適用於紅蘿蔔、甜菜、白蘿蔔、白花椰菜等蔬菜上。

　　生的水果與生的綠色蔬菜，是適合人類食用的無黏液飲食，但若希望利用無黏液飲食來治療身體，**未烹煮且纖維粗糙的飲食用在清理，烤熟的蔬菜用來當食物，而烤熟或燉煮的水果則用來作為溶解毒素與黏液的溫和配方，**

讓嚴重的病例在排除體內廢棄物時，不會出現過度嚴重的反應——這是無黏液飲食系統當中最重要的原則之一，也是瘋狂追求生食者完全忽略的關鍵點。在我看來，吃生的馬鈴薯、穀類、餅類是很可笑的事，效果比用適當方式烤過來得差，因為烤過的食物至少能將澱粉轉換為部分人體能夠消化的麩質與葡萄糖。

弗萊契主義和其他喬裝版斷食

　　美國人賀瑞斯・弗萊契研發出一套飲食療法，宣稱這種方式在他自己身上以及其他人身上都相當成功。

　　他的理論是：你可以吃任何想吃的食物，但每一口都要嚼十到十五分鐘，如此一來，你一天或許只會想吃一個三明治，以避免麻煩。

　　這個方式背後的祕密就在於：那其實是一種喬裝版的斷食，你的胃腸和斷食時一樣能夠得到休息，進而促進身體排除廢棄物的機制，讓重要的器官變年輕。不過，當你長期這麼做時，腸子中會因為缺乏固體食物而便祕——據說弗萊契自己也因為重要器官遇到嚴重的「麻煩問題」而過世。

另一種偽裝的斷食法是沙利絲伯里氏療法（Salisbury cure）：一天只吃一小片牛排和一片麵包，其他什麼都不吃。這種方式能夠讓你的症狀緩解、改善，但卻無法真正的痊癒。

同類當中還包含了牛奶飲食，這種方式在許多病人身上獲得成功，讓許多資深的斷食與營養專家大感不解，其中的奧祕就在於：如果你用幾夸脫的牛奶（液體）來代替三道菜以上的「正餐」，那麼人體引擎當中的障礙物當然會少得多，你會覺得健康有起色，身體也會排出部分廢棄物，因此能解決不少人的問題，但全喝牛奶的病人遲早要面對嚴重的便祕問題，因為**牛奶是最容易形成黏液的物質之一**。

許瑞氏療法

這種所謂的「乾燥療法」是由一位自然療法的先鋒所創立，實際上也是喬裝版的斷食法。

這種飲食法是連續三天只吃乾麵包，不喝任何東西；到了第四天，則要大量飲用酒精含量低的酒與其他飲料，加上整個晚上都採取濕裹法。

假如你的身體能夠承受這種「偏方」帶來的極端結果，就能夠排除大量體內的廢棄物。

許瑞氏大獲成功，舉世聞名，但是許多經歷過這種快速排毒方式的人，最後都來到了我的療養院報到，我發現他們的心臟都很虛弱，身體的組織或多或少都缺乏彈性。再讀一次第四課，你就會立刻明白個中道理。我用的方法原理相同，只不過是改良過的，以免禁飲對某些人無法發揮作用，也避免無黏液飲食發揮不了作用：其中有兩到三天只吃水果乾，接下來的第四天吃富含果汁的水果，以及無澱粉的蔬菜，能夠讓你的身體最快產生排毒作用，但這種方式比較適合較「強壯」的人。

市面上尚有其他數百種飲食療法，從長時間斷食、水果斷食，到所謂「科學方法」的醫學與非醫學療法綜合體都有。一般追求健康的人都以為，應該針對自己的疾病而攝取某些特定的食物或某些食物的組合，因而嘗試了各種方式，但最終還是徒勞無功，這是因為人們並不知道疾病其實只有一種——體內的廢棄物與阻礙物。

我們必須透過「無黏液飲食療癒系統」來攝取不會形成黏液的食物，才能夠對抗疾病。這種飲食法包含了水果與草本植物（即綠色葉菜類），它其實沒「時髦」到哪

裡去，因為偉大的飲食學家與斷食者摩西老早就採用了這種方式（請見〈創世紀〉）。

我們愈了解掌控大自然健康的法則，就愈不用害怕疾病造成的毀滅性傷害。只有透過無黏液飲食，我們才能夠排除積年累月錯誤飲食在體內組織累積的廢棄物；只要讓身體擁有乾淨的血流，身體就能夠發揮大自然原本賦予的功能，和諧的運作。

我的無黏液飲食療癒系統

雖然嚴厲批評了這些重要的飲食法，但我並非否認它們對飲食學的發展與食療法的貢獻。

回顧過去二十五年來的醫學發展，這個現實依然存在：隨著化學的進步，醫學專家得出了以下結論，「我們仍無法完全得知人體內的所有成分，也因此不清楚該吃什麼來補充耗盡的細胞，或是吃什麼來增加活力、效能、力量、熱能等。」

若你讀過前面幾課的內容，應該明白這個「結論」是錯的，也了解「蛋白質」以及之後的「礦物質」、「生

食」會流行的原因。在不清楚這個偉大的「未知」前提下，他們的結論必定是錯誤的。

這個偉大的「未知」前提，其實是化學與醫學專家未知、一般大眾與追求者未知、普通飲食學者未知、一般飲食學系統未知的內容——那就是生命公式中的O（障礙），V（活力）等於P（力量）減掉O（障礙），也就是病人體內的廢棄物、酸性物質、毒素，這些物質也存在於所謂「健康的人體」當中。

換句話說，如果能夠用數學化學公式就能算出人類到底該吃什麼，那麼你就被大自然騙了。**任何理想的食物一旦混入了經年累月錯誤生活方式所產生的黏液與酸性物質中，一切就是枉然。**

別被「好轉反應」騙了

對一般人而言，生食或多或少帶著一些神祕的色彩，因為這些食物不只會和你本身的黏液混合，也會在病體內揪出黏液與毒血，並且將這些毒素排出體外。不論是一般人或專家，到目前為止都不了解飲食的整個過程，他們感到相當迷惘困惑，不清楚其實在剛開始採取激烈的正

確飲食習慣，只吃水果、無黏液食物、生食的時候，身體一開始會變糟，出現癤（大且壓會痛的紅色腫塊）、各種疼痛「問題」或「無法消化」的情形。

「告訴我該吃什麼吧！」生病的人大喊，「我需要針對我這種疾病的每日菜單（就像藥方一樣）。」然後覺得這樣就夠了，卻在排毒過程開始之後說：「這些食物不適合我！」不清楚這種轉變的菜單其實已經開始以溫和的方式在溶解與清除體內的老舊廢棄物，當然，這個過程會造成一些困擾和騷動。你得讓他們相信，必須先忍受這種暫時的不適，並慶幸自己能夠繼續維持日常活動，而不是接受手術並且住院好幾個月——**這些食物其實是適合他們的，只是他們不願意配合食物而已。**

現在，你應該明白為何無黏液飲食中的每種飲食改變都有其目的，是一套能夠根據疾病狀況來應用的飲食療癒系統。

成為能攝取理想天然食物的人

「無黏液飲食療癒系統」並非集合了針對各種不同疾病的食譜，也不是「編造出」一些有價值且營養的食物

組合。它不像藥方，也不是一套適合所有疾病的食譜，而是一套慢慢轉變且改善飲食的系統，一套排除致病物質、廢棄物、黏液、毒素以達到治療效果的飲食系統。最後，它會讓你成為能夠攝取理想天然食物——只吃水果，或是只吃水果與綠色蔬菜，也就是無黏液飲食的人。

這是一種針對個人指導管理，也是一套會因為不同對象進行修正的科學化、系統化、漸進式飲食法，能夠「讓你吃出健康」，同時在需要時結合短暫的斷食。

這是一種療癒的過程，每位病人都得經歷——如果他希望能真正得到健康的話；這是一種利用造物者在〈創世紀〉中特別為人類設計的無害天然食物——水果或「無黏液飲食」，以達到全靠飲食就能「治療與療癒，重建與回春」的過程。只要我們給大自然一點機會，大自然就會扮演好本身的角色。

你可以親身試試，親眼目睹成果。

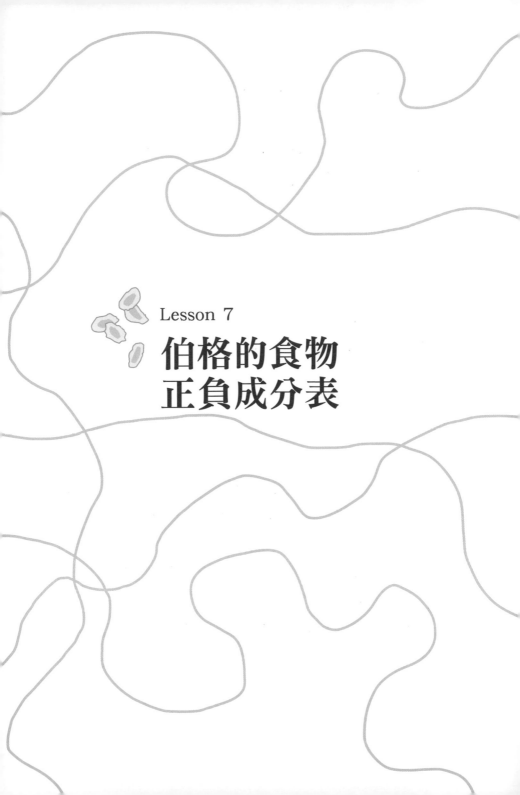

Lesson 7

伯格的食物正負成分表

在胃裡塞了各種「好的食物」、「生食組合」，
卻沒有任何系統、計畫，
也沒有將當時的疾病與身心狀況納入考量，
是相當危險且沒有任何好處的事。

現在你應該明白，就是因為一般人僅透過想像就認定哪些食物最好、推測無黏液飲食包括哪些，才無法解決問題。

一般追求健康的人，在胃裡塞了各種「好的食物」、「生食組合」（他們相信只要靠生食就能恢復健康），卻沒有任何系統或計畫，更沒有將當時的疾病與身心狀況納入考量，這是相當危險且沒有任何好處的事。

儘管對那些「趕流行的人」實在沒什麼好感，我還是會列出一些由知名生理化學家雷格納・伯格製作的表格。伯格是德國拉赫曼療養院中飲食研究實驗室中的成員，他的歸納結果如下：

你必須攝取大量富含礦物質、不會產生酸性物質，

卻含有鹼性物質的食物，才能夠和日常飲食中產生酸性的食物結合與中和。換句話說，如果你想吃肉、蛋、堅果、牛奶、含有澱粉的食物，就必須也吃水果和無澱粉的蔬菜。驚人的是，他所謂「產生酸性」的食物，正是我稱為「產生黏液」的食物，他所謂「與酸性物質結合」的食物（非酸性食物），幾乎與我所說的「無黏液食物」相同。

他的表格顯然就是現有表格當中最佳的，其價值在於讓人知道每種食物當中好成分與壞成分的比例。他將這些成分稱為正面成分與負面成分，你還會更驚訝地發現，他透過科學分析得出的結果，支持了我對食物的分類——有害的食物、形成黏液的食物、不會形成黏液的食物或無黏液飲食。我的這些分類完全正確，在科學方面毫無瑕疵，他用科學的方式證明了我很久以前就發現的事實：**在體內腐敗之後會產生黏液的食物，也會產生酸性物質。**

邁向死亡之路的吃法

有一點相當了不起，而且我們都必須了解，那就是他在肥料與一般熟食方面的發現。

一般動物與人類的糞便，以及過多礦物質（硫酸氨和過多的磷或過度灌溉）製造而成的肥料，會將作物的正面物質變成了負面的「壞物質」，或至少會減少好的成分。然後，種植者注重的是能夠賣得好價錢的條件，包括好看的外表、大小與重量，但消費者花更多錢購買的食物（上述種植方法下的作物），其實對健康有害。

錯誤的烹調也會造成同樣的問題：食物中好的成分跑到水中——現代烹飪方式會讓這些寶貴的礦物質流失。

歐洲使用的肥料多過美國，這樣你就能夠明白那些透過施肥快速成長的蔬菜，例如蘆筍、包心菜、白花椰菜等等，所含有的營養價值比種在這裡的同類蔬菜低。

伯格對表格的說明如下：「有許多方式都會將健康食物變成有毒食物，包括用硫磺燻成的水果乾，利用安息香酸鈉或水楊酸（兩者皆為劇毒）來使罐頭食品免於醱酵。其中最危險的一種，是利用硫酸來燻蒸食物。」

大家都被那些碩大的水果與外觀完美的蔬菜所矇騙了，那些水果看起來雖然很漂亮，但其實是經過硫酸燻過。「美國人靠眼睛吃東西，」哈瑞‧艾靈頓‧布魯克博士（Dr. Harry Ellington Brook）表示，「比較喜歡雪白的麵包——那是種真正貧瘠的食物，在細磨之後，礦物

質已經消失殆盡。」這是伯格表格中最負面的食物。這種麵包包裝在精美的紙盒中，人們就以為那是最好的，付出高價購買，卻不清楚那實際上是現代商業中「完美的」結合食物，是「邁向死亡之路的吃法」。

伯格食物表 & 黏液理論

雷格納・伯格的食物分析表中，列出了食物當中正面成分與負面成分的百分比，證明了每項食物當中含有多少酸性成分（即產生多少黏液），以及含有多少百分比能夠中和酸性成分的礦物質——從我的角度來說，你將能從表格中看到：食物當中能夠溶解、中和、排除黏液成分的百分比。老話一句，這些酸性毒素從我們的童年時期就開始累積在體內了。

雷格納・伯格的這些表格是在我發表疾病與食物成分的「黏液理論」十年之後，才在德國公布的，等於是在無意間提供了科學證據證實了我的「黏液理論」。

注意，這個列表僅供參考，表格當中所列能「結合酸性物質」的食物，我不一定推薦，我們還必須進一步研

究這些食物的價值。我並不是在替伯格的理論背書，但毫無疑問的，在魚上擠幾滴檸檬汁，或是在吃了部分形成酸性的食物後吃下大量能結合酸性物質的蔬菜，都可以減少對身體造成的危害。一種食物能夠「結合酸性」的成分愈高，就愈能夠清除黏液。**當季的黑蘿蔔、菠菜、蒲公英、蒔蘿都是清除體內廢棄物的好蔬菜。**

伯格食物正負成分表

	食物名稱	正面或中和酸性物質	負面或產生酸性物質
鮮肉	動物的血	5.49	00.00
	肉（牛肉）		38.61
	小牛肉		22.95
	羊肉		20.30
	豬肉		12.47
	煙燻火腿		6.95
	培根		9.90
	雞肉		24.32
	牛舌		10.60
魚類	白肉魚類		2.75
	貝類		19.52
	鮭魚		8.32
	牡蠣	10.25	
	鹽漬鯡魚		17.35

乳製品和蛋類	全蛋		11.61
	蛋白		8.27
	蛋黃		51.83
	母奶	2.25	
	綿羊奶	3.27	
	山羊奶	0.65	
	牛奶	1.69	
	脫脂牛奶	4.89	
	白脫牛奶	1.31	
	奶油	2.66	
	牛油		4.33
	乳瑪琳		7.31
	豬油		4.33
	瑞士起司		17.49
穀類及其製品	精製小麥		8.32
	全麥		2.66
	穀粉		10.00
	大麥		10.58
	燕麥		10.58
	黑麥		11.31
	糙米		3.18
	白米		17.96
	玉米粉		5.37
	裸麥麵包	4.28	
	黑麥麵包		8.54
	白麵包		10.99

	全麥麵包		6.13
	加蛋烤麵包片		10.41
	蛋糕（白麵粉）		12.31
	義大利通心粉		5.11
蔬菜	白馬鈴薯	5.90	
	番薯	10.31	
	芹菜根	11.33	
	紅菜頭	11.37	
	白蘿蔔	10.80	
	甜菜	9.37	
	帶皮黑蘿蔔	39.40	
	帶皮辣根	3.06	
	嫩蘿蔔	6.05	
	包心菜	4.02	
	紅甘藍	2.20	
	苦苣	14.51	
	結球萵苣	14.12	
	大黃	8.93	
	菠菜	28.01	
	蘆筍	1.01	
	朝鮮薊	4.31	
	菊苣	2.33	
	番茄	13.67	

	南瓜	0.28	
	西瓜	1.83	
	小黃瓜	13.50	
	紅洋蔥	1.09	
	球莖甘藍	5.99	
	白花椰菜	3.04	
	高麗菜心（施肥耕作）		13.15
	蒲公英	17.52	
	蒔蘿	18.36	
	韭菜	11.00	
	水芥菜	4.98	
	四季豆（新鮮）	8.71	
	豌豆	5.15	
水果	蘋果	1.38	
	梨子	3.26	
	李子	5.80	
	杏桃	4.79	
	水蜜桃	5.40	
	櫻桃	2.57	
	酸櫻桃	4.33	
	甜櫻桃	2.66	
	棗乾	5.50	
	無花果	27.81	
	葡萄	7.15	

	葡萄乾	15.10	
	覆盆子	5.19	
	柳丁	9.61	
	檸檬	9.90	
	紅石榴	4.15	
	鳳梨	3.59	
	香蕉	4.38	
	橄欖	30.56	
	李子	5.80	
	草莓	1.76	
	紅醋栗	4.43	
	黑莓	7.14	
	橘子	11.77	
堅果類	栗子		9.62
	橡實	13.64	
	扁豆		17.80
	胡桃		9.22
	椰子	4.09	
	榛果		2.08
	花生		16.39
	杏仁		2.19
穀片豆類	乾燥豌豆		3.41
	乾燥豆子		9.70
	蘑菇	1.81	
	黃豆	26.58	
	黑麥粉		0.72

	燕麥粉		8.08
	桂格燕麥		17.65
	燕麥片		20.71
	甘蔗	14.57	
	冰糖	18.21	
飲料	可可		4.79
	巧克力		8.10
	茶葉	53.50	
	巴拉圭茶	25.49	
	咖啡	5.60	
	菊巨根茶	7.17	
	啤酒		0.28
	黑啤酒	2.05	
	麥芽酒	3.37	
	葡萄汁	5.16	
	葡萄酒	0.59	
	加州白酒	1.21	
	雪利酒	0.51	
	香檳	0.96	
	馬拉加酒	3.04	

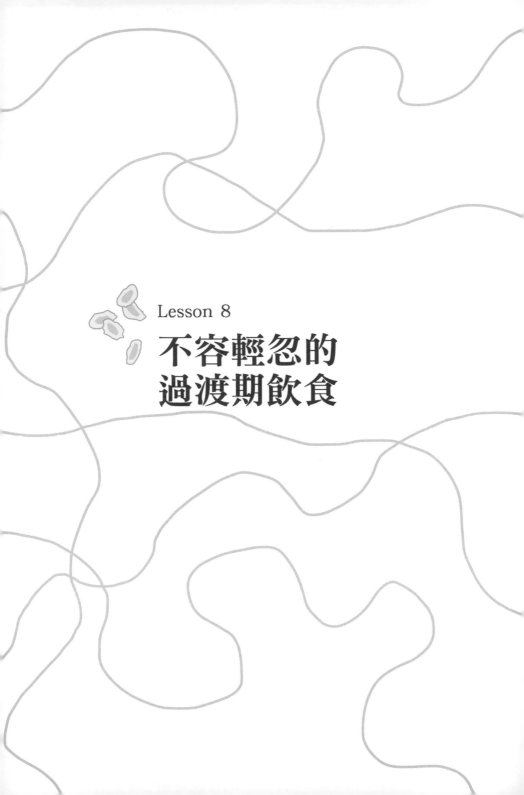

Lesson 8

不容輕忽的
過渡期飲食

即使是最好的食物、擁有最多治療能力的食物，
如果沒有謹慎攝取，
也會變成有害甚至是危險的食物。

　　在前面的幾課當中，你學到了哪些食物最好、哪些食物不好、哪些食物最糟，也很清楚身體系統裡發生的事，以及好食物與壞食物在人體中會發生什麼事。你已經知道即使是最好的食物、擁有最多治療能力的食物，如果沒有謹慎攝取，也會變成有害甚至是危險的食物；這些食物很可能會與身體內釋出的骯髒黏液與毒素混合，變成有毒的物質，在有毒的狀況之下進入血液當中。

　　萬事萬物都因為大自然而進步與漸漸改變，最後有所發展與成就，而不是因為災難。誤以為幾十年來累積的慢性病，能夠透過一次長時間斷食，或是採取激烈的純水果飲食，就能夠治癒，這是再錯誤不過的事──「大自然的磨坊動得雖慢，卻很確實。」

　　我二十多年以來治療過各種極為嚴重的病例經驗，

證實了謹慎選擇漸進式的過渡期飲食最符合食療新鮮人的需求,對那些雜食的人來說更是如此。下面出現的飲食規劃,只要當中含有部分錯誤的食物,我就將之稱為「少黏液飲食」。

飲食原則

身體排除廢棄物的過程視食物的質與量而定,因此可以根據病人的狀況控制。**最糟糕也最不健康的習慣就是豐盛的早餐,如果你希望能夠得到最好的療效,請不要一大早吃固態食物。**

你可以喝平常習慣喝的飲品,除此以外不該進食;如果一開始覺得很難做到這點,可以稍晚再喝點飲品,只要確保你能在空腹的情況下吃午餐就行了。這個原則非常重要,有些小病只要透過這種「無早餐計畫」就能痊癒(在第九課當中會更詳細地討論這個主題)。

縱然你一天的食物量多達三餐或四餐,最好也要安排在兩餐以內吃掉。當胃經過一晚而清空時,如果你真的想吃點固體早餐,可吃一小盤當季水果。可以的話,你的

第一餐，也就是午餐，應該在早上十點到十一點間進食，晚餐則不要早於下午五點到六點間。

另外還有一個很重要的健康飲食規則就是——簡單，換句話說，**請不要一餐混合很多種食物**——如果你仔細數過一天當中每餐吃了哪幾種食物，那個總數一定會讓你大吃一驚。

用餐中不要喝東西。如果你習慣喝茶或喝咖啡，請飯後過一段時間再喝。盡可能不要喝湯，因為用餐時攝取愈多水分，你吃進的食物就愈難消化。如果在用餐時間真的想喝東西，例如在寒冷的冬天早晨想喝點東西，可以熬煮各種蔬菜製成的高湯，如菠菜、洋蔥、胡蘿蔔、包心菜等，但只喝湯。

菜單規劃

第一個雙週的菜單

· 午餐

　　綜合沙拉：包括磨碎的胡蘿蔔或涼拌捲心菜（或二

者都用，各占一半），與兩到三湯匙的燉菜或罐頭蔬菜（如豌豆、四季豆或菠菜），此外再加上下列其中一種當季蔬果（生吃）：小黃瓜、番茄、綠洋蔥、萵苣，或其他綠色蔬菜、西洋芹等，只要足以調味就好。如果需要的話，你也可以加上一點油，並用檸檬汁代替醋。

其他的餐點應該包括烤或燉蔬菜，如白花椰菜、甜菜根、防風草、白蘿蔔、絲瓜等。如果你還覺得餓，可以吃一小顆烤馬鈴薯或一小片烤黑麥或全麥土司。各種脂肪（包括奶油）都不是天然食品，不該食用，如果你真的想要在麵包上抹些醬，較好的選擇是一點花生醬或其他種類的堅果醬。

這份菜單的主要功能是「清掃」，利用大量的生食、烘烤食物與不含澱粉的燉蔬菜，透過機械式的方式清理消化道，這或許可以稱為「埃雷特的標準綜合沙拉」，也就是「腸道的掃帚」，能夠在體內大掃除時讓毒素脫離身體，進而排出體外。

小祕訣

· 冬天時如果買不到綠色蔬菜，也可以用罐頭蔬菜代替。

- 早上亦可額外喝些果汁。
- 綠色豆類、四季豆、菠菜可以和上述的當季沙拉蔬果（小黃瓜、番茄、綠洋蔥、萵苣，或其他綠色蔬菜、西洋芹等）混合食用。

·晚餐

混合一份燉水果（選兩種，各占一半），如蘋果醬、燉乾杏桃、燉乾水蜜桃、燉李子，加上鄉村起司或是很熟的香蕉泥，再加些紅糖或蜂蜜調味。

選擇香蕉的目的在於產生「較少黏液」或讓胃部的酸性降低。

第二個雙週的菜單

·午餐

先吃一顆烤蘋果、蘋果醬，或其他燉煮的乾水果。等十到十五分鐘之後，再吃「第一個雙週菜單」中提到的綜合沙拉；如果還餓，可再吃黑麥或全麥吐司。在過渡期的飲食當中，應該慢慢避免食用牛油，可用蔬菜或堅果類

抹醬代替。你也可以把烹煮過的蔬菜放在沙拉上十到十五分鐘當成淋醬。

・晚餐

先吃「第一個雙週菜單」建議的烤或燉蔬菜，再吃萵苣與小黃瓜沙拉，或生西洋芹，或一點涼拌捲心菜。

第三個雙週的菜單

・午餐

夏天應該全吃水果餐，而且只吃一種水果；冬天的話，則吃甜的水果乾，例如李子乾、無花果乾、葡萄乾、棗乾等，可以和蘋果或柳丁一起食用。水果乾也可以和少量的堅果一起食用，接著再吃一點新鮮水果。如果一開始覺得吃不飽，請先等十到十五分鐘，接著再吃幾片萵苣，或是一些煮過或生的涼蔬菜，但只能吃一點點。

・晚餐

在「第一個雙週菜單」中建議的綜合沙拉之後，再吃一份烤蔬菜。

第四個雙週的菜單

・午餐

上述菜單中提及的水果。

・晚餐

先吃水果，烤水果或燉水果皆可，或是新鮮水果，等一段時間後再吃冷的熟蔬菜，能夠再吃蔬菜沙拉更好。

如果你發現體重減得太快，那就應該在吃蔬菜後吃點麵包或馬鈴薯。如果你一開始會有想吃肉的欲望，強烈到無法抗拒，請試著當天只吃蔬菜，不要吃水果。

克服「不舒服」的療癒反應

一般人、醫師甚至是自然療法者都不太相信水果飲食或無黏液飲食，原因是：之前沒嘗試過這種療癒飲食的實驗者（無論健康或罹病），在遇到瓶頸時都會立刻喪失信心，因為他認為自己「病得很重」。但其實這是因為進行療癒飲食一天後，大量廢棄物、殘渣、黏液和其他毒素都被溶出，回到人體循環系統中（「大量排除」的一天）。此時，人

會出現強烈到難以抗拒的渴望，非常想吃過去最喜歡的不適當食物。真的很奇妙，但這其實說明了人體正在透過循環系統排除食物廢棄物，當這些物質在循環系統中時，自然會出現強烈的渴望。

遇到這種情況時要做的事就是：**讓每一餐治療與清理的飲食儘快離開體內**。這些餐點和鬆脫溶解的黏液混合之後，會造成「不舒服」的狀況。

有些食物在某些情況下會造成較嚴重的腹瀉效果，請吃那些對你來說腹瀉效果較嚴重的食物（為了讓食物快速通過人體）。若腸子無法正常蠕動，可能就需要灌腸或服瀉藥，或兩者皆可。有種天然瀉藥很有用：在吃其他水果前先吃一個李子乾。

特殊過渡期飲食「組合」

在過渡期的飲食當中，由於技術原因，我組合與混合了一些蒸過或烤過的熟食，用聰明、有系統、能夠掌握的方式來讓整個過程更順暢。

蔬菜水果

我的經驗告訴我：**只有「生」的西洋芹、萵苣、胡蘿蔔、甜菜能夠和水果良好結合。**一般而言，在同一個組合當中，最好**不要超過三種蔬果**。此外，家裡應該要隨時準備一種蔬果作為「庫存」或基底。

如果胃部狀況不佳，是酸性或「充滿黏液的胃」，請採用多種蔬菜與少量水果的組合。如果你胃的狀況比較好，或是狀況一般，請採用較多水果與較少蔬菜的組合。下列即為範例：

(1)**狀況不佳的胃：**用三分之二份量磨碎或切碎的生胡蘿蔔當基底（也可以用磨碎的西洋芹或磨碎的甜菜取代，但最好還是胡蘿蔔），加上三分之一份磨得很碎的熟香蕉，以及一些葡萄乾（或切片的無花果乾）。不要加任何堅果或穀類，**絕對不要混合堅果與生水果。**

(2)**狀況較佳的胃：**用切片或磨碎的蘋果當基底（占三分之二），加三分之一份的切片胡蘿蔔（或西洋芹或甜菜），若希望能增加這個組合溶解黏液與排毒的作用，請加多一點葡萄乾、切片的無花果乾、蜂蜜或果凍。

果酸能夠溶解廢棄物，並且讓身體排氣；果糖會在廢棄物中醱酵，並且溶出廢物，因此會產生氣體。兩種成分都能夠產生清除作用，但如果太激烈，可能會對身體造成傷害，因此我建議多加使用各種生蔬菜作為「掃帚」。同樣的，一開始請使用燉蔬菜，或至少各半，例如：一半切片的帶皮生蘋果，和一半加蜂蜜的蘋果醬。

正餐的替代品

　　在面臨危機、處在危機中、剛度過危機，或為了滿足對脂肪的渴望，偶爾可試試下列食譜。雖然這樣的食譜過於豐盛，但造成的傷害比正餐少，還能吃得很愉快：

(1)將一些磨碎的椰子和蘋果醬、燉李子、加糖的杏桃混合或一起食用。

(2)在你經常覺得「很餓」的時候，吃些很熟的香蕉（不夠熟但烤過的香蕉亦可），就會覺得飽。

(3)其他磨碎的堅果或堅果醬偶爾也可以用來達到這種目的，但這些食物富含蛋白質，如果一直食用，就會產生黏液與尿酸。

改良的「煮熟」蔬菜

一餐當中應該僅攝取一種煮熟的蔬菜。可趁熱吃或等冷了之後再吃，請和蔬菜沙拉與生蔬菜混在一起食用。

用少量的水慢慢燉煮包心菜、胡蘿蔔、白蘿蔔、甜菜根、白花椰菜、洋蔥等（或用烤的），就會變甜，這點證明了碳水化合物多少會轉換為葡萄糖，但礦物質不會遭到破壞，也不會流失。

冬天時，可用罐頭食物代替新鮮蔬果──我和那些生食的「狂熱分子」不同，因為在我的療癒飲食系統當中，食物本身的價值沒那麼重要。重要的是：在過渡期飲食當中，病人應該要能享受飲食的改變，直到他對食物的口味和健康狀況改善為止。

特殊的「清除黏液」食譜

(1)葡萄乾、無花果（或堅果）與蔥同時放進嘴裡咀嚼。這些東西不要分開食用，以確保獲得最佳的效果。

(2)磨碎的辣根和蜂蜜。兩者混合之後，讓你比較能夠忍受辛辣──蜂蜜是用來中和辣根的味道。可用$^2/_3$的辣根，

加上¹/₃的蜂蜜，或是適量蜂蜜來中和味道。你也可以用同樣的方式吃一般的蘿蔔，尤其是黑蘿蔔；也可以把蘿蔔切成薄片，當作沙拉單獨食用——需要止咳但沒有痰的肺病患者，可以每隔一陣子就服用一些這個配方；蘿蔔的礦物質含量多到不可思議，其中以黑蘿蔔中的含量最高。

硬化的黏液與尿酸的特殊溶解食譜

我曾用過以下配方讓一位癱瘓六年的女士恢復正常。在那之前，我讓她試過斷食和無黏液飲食，但卻沒有任何反應，因為充滿黏液的胃根本沒辦法吸收那些東西。這道特殊食譜如下：榨出四顆檸檬的汁液與果粒，接著磨碎一顆檸檬的皮，加入含果粒的果汁中，再加上一點蜂蜜、黑糖或果醬來調味——讓果汁不會太酸和太苦。

淋醬

這真的是個人口味的問題。一碗好的沙拉，加上橄

欖油與檸檬汁，就是簡單的好組合。一匙溶在水裡的花生醬或堅果醬加上一點檸檬汁，也是另一種簡單的食譜。如果想要，可以加上切碎的青蔥或洋蔥。

在過渡期飲食當中，加點自製的美乃滋（當中以檸檬代替醋）也無傷大雅，喜歡的話可加一點。煮成醬的蕃茄，或者是好的罐裝番茄糊再加上其他淋醬，也能夠讓你享受「過渡期飲食」。

一些改良的沙拉淋醬

比起攝取形成黏液的食物，加些佐料的傷害反而比較小，一點點所謂有毒的食鹽，其實是很好的黏液溶解劑。一般混吃澱粉類食物的人，一餐不加鹽就受不了——當然，在完美的無黏液飲食當中，你不會有對非天然食品的渴望。

- 美乃滋：把蛋打勻，至少要打5分鐘以上。在過程當中，以非常緩慢的速度每次加幾滴沙拉油，直到加入近475毫升的油為止，過程中要一直持續攪。加上一些檸檬汁、鹽、胡椒增添風味，如果你喜歡蕃茄口味，可以加入1顆蕃茄的汁。

- **法式淋醬**：混合1茶匙檸檬汁、4大匙油、$1/4$茶匙蜂蜜、$1/4$茶匙鹽、$1/4$茶匙辣椒粉。將$1\,1/4$茶匙的油和乾燥材料混合，攪拌均勻之後再加入檸檬汁。攪拌到淋醬變稠，再加入剩餘的油，如果喜歡也可以加點大蒜調味。

飲料

　　即使你不再使用食鹽，但過渡期飲食中就是會有一些時候很想加鹽——因為你的黏液回到了循環系統當中，而你過去所吃的非天然食物其實極鹹，當這些東西進入循環系統，你就會非常渴望吃這些非天然食物。喝點檸檬水加蜂蜜或黑糖，會比白開水更容易滿足這種渴望。

　　有酸味或微酸的水果都可以來做成良好的飲品，最棒的是不太甜的未發酵甜蘋果酒（sweet apple cider）。如果你平常習慣喝穀類咖啡（用烤過的穀類如黑麥或大麥為原料的無咖啡因飲品），或淡一點的咖啡，也可以在過渡期中攝取這些飲品。

過渡期菜單與組合的補充

在我的療養院中，除了替特殊病人開立個人食譜以外，一般的「標準的菜單」如下：

- **早餐**：只喝一杯飲料。
- **午餐**：一、兩種水果。
- **晚餐**：少黏液或無黏液的蔬菜。

這樣的飲食會讓一般人（沒有生病的人）立刻改善身體狀況。這是指有一點小狀況的人，但如果是因為長期服用藥物而受到毒害的身體，最後導致了「陳年慢性病」或嚴重疾病，這種人得用有系統的方式開立**專屬的食譜**，同時根據病人改善的狀況「加快或減慢」菜單的變化——無黏液飲食療癒系統和蔬食主義、生食運動完全不同，它是一種臨床的飲食療法，必須深入進行研究，並且開立個人化的處方。

如果一種疾病能夠因為這種飲食療法而治癒，那麼該療法就能治癒每種疾病——因為所有會導致疾病的食物都已經從菜單上刪除了，如此一來，新攝取的食物就能夠

讓身體的廢棄物鬆脫，然後把它們移除和清理掉。這時候，你的體內就會造出有生以來第一次的天然新血，這種新血最後會消滅各種疾病——就算那是醫生找不到原因的疾病也一樣。

求快不一定好

這種治療是「不動刀的手術」，清理排除的所有過程幾乎都在同時發生，因此一定要在有人指導的狀況下持續進行好幾週，甚至是好幾個月，才能達到良好的效果，本書中的知識則能讓你監督自己的狀況。

這些菜單的組合會根據療效來做調整，以強化身體治療疾病的能力，而不是像藥物一樣壓制疾病或停止病程。

一般病人都希望正確的飲食能夠立刻對自己有幫助，因此都希望獲得有療效的菜單與組合，甚至有些有經驗的醫師也認為每天輪流採用幾種菜單的組合就夠了，然而他們卻不知道，當一位病人體內有生以來累積的廢棄物與毒素鬆脫，並透過循環系

統排除時會發生什麼事，它的運作機制又為何。採用這套飲食療法，是在對身體進行全新的完美革命與回春運動，不可能只靠吃幾種菜單組合的食物幾天，就能夠迅速達到效果。

少黏液食譜

在一餐之後吃一點澱粉類食物，就稱為「少黏液飲食」，但我們能夠破壞或中和這些澱粉的黏稠性質，以減少傷害，例如馬鈴薯要烤過，吐司也要烤過。

想吃穀類，必須要先烤過，那麼即使含有部分刺激物質，也能夠成為良好的腸道掃帚。白米最為黏稠，相當容易產生黏液，但只要在水中泡過夜即可（你會發現水變得有多黏滑，同時有股怪味）。接著把水倒掉，然後拿來炒飯或稍微烤一下。

少黏液麵包

將黑麥麵粉（或全麥麵粉）和磨碎的生紅蘿蔔混

合，兩者各半，再加上一點點必要的白麵粉讓麵團成形，之後再加上一點磨碎的蘋果，以及一點磨碎的堅果。如果你喜歡，也可以加點葡萄乾。

最後慢慢把麵團烤熟，最佳的食用時機是做好的兩、三天之後，或將麥團烤到全熟之後。

標準的過渡期熟食食譜

之前提過，你可以將涼拌捲心菜和胡蘿蔔的組合稱「標準的過渡期沙拉」。現在，我則要告訴你標準的熟食組合。

西伯利亞燉蔬菜

用少量的水或橄欖油（或蔬菜油）燉煮切成大片的白色或紅色包心菜，以及一些切片洋蔥（若當季，還可加一些當季甜椒），最後再加上一些切片蕃茄；需要的話也可以加點鹽或胡椒。

紅色或白色包心菜加上一點洋蔥，烤過後再淋上一

點油與番茄醬，就是開胃菜。你也可以用同樣的做法烤白花椰菜、胡蘿蔔、高麗菜心、帶葉子的甜菜根等等。

主要的概念是盡可能把蔬菜烤乾，偶爾用這道無害的菜來代替你已經不吃的肉排、烤肉等等。

一些特殊建議

你會很驚訝地發現所有的食譜和菜單都相當簡短。如果你又恢復了貪吃的習慣，吃市面上那些素食食譜書或生食食譜中的食物，那就無法完全痊癒。**適合人類的理想食譜是「單一的飲食」，只吃一種當季的水果——再次提醒你，沒有任何一種自由的動物會在一餐當中「混吃」許多食物。**

你也會發現，在過渡期食譜當中，我在一開始加入的部分烹煮過的食物大部分是蔬果。

這麼做的目的在於減緩清除廢棄物的過程，因為人類可以忍受燉過或烤過的水果，但它若是生的，就可能無法忍受；一開始攝取這些水果的目的並不是為了當中的重要營養素，而是要達到溶解與清除黏液之效——攝取新鮮

生水果時，這種作用最為強烈，但對大部分的病人來說可能會太激烈。這也是「水果斷食」為何在一般人眼中惡名昭彰，同時也是我一開始採用燉水果與烤水果來減緩排除速度的原因。

如果你覺得不舒服，往往是循環系統當中有太多溶出的黏液或以前服用的藥。此時，請減緩排除的速度，不要吃新鮮生水果，有時甚至連煮過的水果都不能吃，而要吃煮過或生的蔬菜幾天——**蔬菜的作用較為機械化，溶出黏液的量也會比較少。**

當大部分廢棄物都排出體外之後，就需要有新生成的血液深入系統當中進行排除作用，隨著治療過程的持續進行，飲食限制必須愈來愈嚴格。在接下來的幾課當中，你會學到如何進行水果斷食、何謂科學化的治療斷食，以及如何在必要的時候結合「無黏液飲食」與斷食（即無黏液飲食療癒系統的原則與細節）。

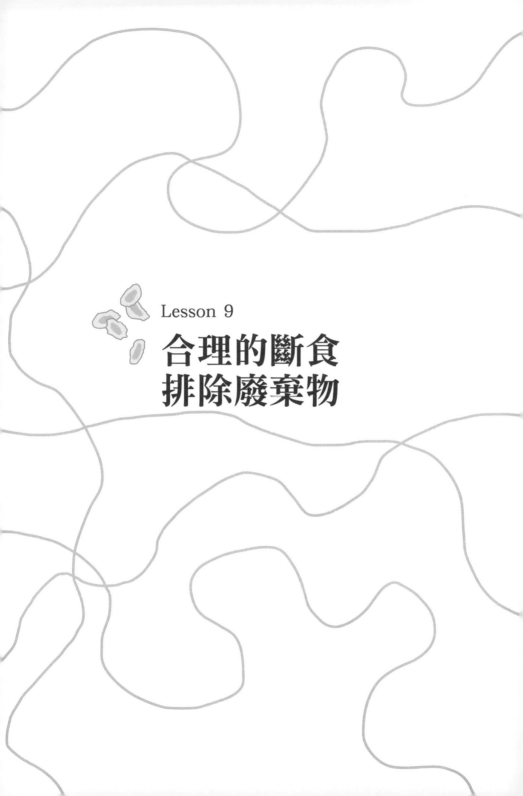

Lesson 9

合理的斷食
排除廢棄物

常規醫師無視大自然治療與「治癒」的基本法則，
反而告訴大家不該不吃東西——
這是因為他們無法區分斷食與挨餓的差別。

　　在我們這個墮落的時代裡，斷食的重要性不可言喻。我所謂的斷食，指的是**不靠固體與液體的食物過活**，但是常規醫學的醫師和一般人卻視這種療癒方式有問題，即使是自然療法，也是花了好幾十年的時間，才終於明白適用於各處且威力無遠弗屆的「治療方式」就是要——效法大自然。

　　更重要的是，斷食至今仍然被認為是一種「特殊」療法，但由於一些真的很「神奇」的結果，最近在世界各地形成一股風潮，還有一些自然療法專家擬定出一套通用的斷食「處方」，以及解除斷食的步驟——無論你的狀況如何或病因是什麼。

　　然而，一般人對斷食的恐懼與錯誤觀念，往往會讓大家認為在生病時不吃幾餐是很蠢的行為，擔心會餓死，

但你其實正在邁向痊癒的路上。常規醫師一般都支持「斷食是蠢事」這個說法，無視大自然治療與「治癒」的基本法則，反而告訴大家不該不吃東西──這些醫師無法區分**斷食與挨餓的差別**。

無論選擇用何種方式來排除致病物質──甚至是「自然療法」，只要不限制、改變飲食或進行斷食，那麼你根本就是無視真正的病因。

斷食反而會增加活力

你想過生病時喪失食慾意味著什麼嗎？動物不看醫生，也不會去藥局或療養院，也沒有治療他們的機器──大自然告訴大家：疾病只有一種，而且病從口入，不管我們人類將疾病命名為什麼，都只能透過一種「補救方法」來解決，那就是做和致病原因相反的事情，以彌補自己的錯誤──減少進食量或斷食。至於**許多人斷食後（特別是長時間斷食）仍無法治癒疾病並不斷失敗的原因，其實在於他們根本不理會斷食時身體發生的變化**，連自然療法的專家都會忽略這一點。

我敢說，有史以來沒有人像我一樣曾研究、檢驗、實驗過斷食的問題，目前也沒有其他專家曾透過斷食治癒過那麼多嚴重的病例。我開設了**世界上第一間斷食的療養院**，同時結合了無黏液飲食（斷食是無黏液飲食療癒系統當中的重要部分）。

同樣的，我也曾經透過科學的方式分別斷食了二十一、二十四、三十二天做為示範，最後一次斷食還**在官方單位透過嚴格科學方式監控下締造了世界紀錄**。因此，當我提出身體在斷食中如何變化的新觀點與指導原則時，你真的可以相信。

第四課提到，你得將身體視為一部機器，一個由橡膠般的零件構成的機器，因為自出生以來攝取過多的食物而過度擴張，導致器官的運作不斷因為血液對組織產生的過度壓力而受到阻礙。此時只要你不吃東西，這種過高的壓力就會立刻解除，循環系統的通道會因而收縮，導致血液的濃度變高，因此身體會排除多餘的水分。

這種情況開始發生的前幾天，你可能會覺得還好，但接著循環系統當中的阻力就會變大，因為血管的口徑變小了，但血液必須流到身體的各個部分中（特別是出現症狀的組織裡與附近區域），穿過組織排出的濃稠黏液——

血流必須通過這些區域，融化且攜帶這些黏液與毒素，並透過腎臟排出這些物質。

斷食時，你會立刻並先行排除這些因為吃太多而產生的主要障礙物，這會讓你覺得身體變好了，甚至比有吃東西時更好。不過，正如之前所言，你的身體會開始清除第二層的廢棄物，當這些廢棄物進入循環系統當中，你就會覺得很糟糕，而你和其他人可能都會以為這是未進食所造成的。

到了隔天，你會明顯發現尿液當中出現黏液，在循環系統排出廢棄物同時，你就會覺得身體再次變好，甚至比之前更強壯——斷食的人在第二十天時會覺得比在第五或第六天時強壯，這**證明了活力並非只來自食物**，更來自於未受阻的循環系統。O（障礙物）愈少，P（力量；空氣壓力）與V（活力）就愈大（生命公式見第四課）。

透過上述深具啟發性的說明，你會發現斷食就是：(1)讓身體不再受到大部分由非天然食物組成的固體障礙物阻塞；(2)是種透過組織收縮將黏液排出的機械過程，會造成循環系統的摩擦與阻塞。

下面所列的例子就是從P，也就是氣壓就能獲得活力的範例：

- 早期一位追隨我的斷食者，本身是一位比較健康的素食者，他在斷食的第二十四天，還在山中健行了七十幾公里呢！
- 我有位小我十五歲的朋友，和我一起在斷食的第十天連續走了五十六個小時。

　　一位德國的內科醫師（同時也是斷食療法的專家）出版了《斷食就是增加活力》，他發現了一樣的事實，卻不知道原因與機制，因此對他來說，活力仍是個謎。

　　如果你在斷食的時候只喝水，人體本身就會發揮清理的機制，作用和擠壓吸滿水的髒海綿一樣，只不過我指的骯髒物質是黏稠的黏液，或是膿與藥物，這些東西必須透過循環系統清除，直到完全溶出，才能夠透過腎臟這個精密的「生理篩子」排出。

　　只要循環系統當中有廢棄物，你在斷食的時候就會覺得很難受；一旦廢棄物透過腎臟排出，你就會覺得沒事。兩、三天之後，同樣的過程又會再重複進行。現在，你應該很清楚為什麼斷食的過程中身體狀況會一直改變，也應該很清楚為什麼你會在斷食第二十天時覺得自己比第五天時強壯。

你應該斷食多久？

不過，這整個清理的過程——也就是組織不斷收縮（變瘦）——必須透過病人原本的舊血進行，因此如果長時間斷食（尤其是斷食過久），就會讓病人體內的組織過度阻塞，有害而無益。**那些斷食過久而死亡的人，並非死於缺乏食物，而是因為體內的廢棄物而窒息**，我幾年前就提過這件事。

在這裡我要更清楚地說：造成死亡的直接原因，並非因為血液當中缺了重要的物質，而是有太多廢棄物。O（廢棄物）變得與P（力量；空氣壓力）一樣多，甚至還更多，身體的機器就會邁向「死亡點」。

我會給病人加上一點蜂蜜或紅糖的檸檬水喝，讓他們循環系統中的黏液鬆脫與變稀。各種檸檬汁與果酸都能夠中和黏液與膿的黏性（讓酸性物質無法黏成一團）。

如果病人有生以來曾經服用過藥物，那麼藥物就會像食物的廢棄物一樣累積在體內，在他進行第一次斷食時，這些毒素就會進入循環系統當中，讓他的狀況變嚴重，甚至造成危險。他可能會出現心悸、頭痛、緊張的情形，失眠的情況更是嚴重——我曾經看過病人排出他四十

年前服用過的藥物。只是，每個人出現上述那些情形，都會將原因歸咎為「斷食」，醫師更是如此。

斷食不是愈久愈好

針對「斷食要持續多久」這個問題，大自然給動物界的殘酷答案是：「斷食到你痊癒或死亡！」

根據我的估計，那些所謂「健康」的人中，大約有五〇％至六〇％的人會在長時間斷食之後，因為體內潛伏的慢性疾病而死亡；那些罹患嚴重慢性病的人，更有高達八〇％至九〇％的人會因此而死亡。因此，我們根本無法事先預測一個人應該斷食多久，即使在很清楚病人的健康狀況下亦是如此。

到底何時應該停止斷食，以及要用何種方式停止，取決於對斷食期間身體變化的仔細觀察。現在，你應該要明白，**只要你發現循環系統中阻塞的情形過於嚴重，血液當中需要新的重要物質來對抗並且中和毒素時，就應該停止斷食。**

請你改變一下觀念，千萬不要認為「斷食愈久就愈好」。**地球上病得最重的動物就是人類**──沒有其他動物

像人類一樣，如此嚴重的違反進食法則，吃了那麼多不該吃的東西。

以下就是透過人類智慧來進行調整，幫助自己迎接無黏液飲食療癒系統的方式：

(1)漸漸改變自己的飲食，朝無黏液飲食邁進，並利用瀉藥或灌腸劑讓自己能夠輕鬆迎接斷食。

(2)定期進行短期斷食，並在其中的幾天攝取能夠清理身體的少黏液或無黏液飲食。

(3)如果病人服用許多藥物，須特別留意，尤其是服用含汞、硝石、氧化銀（治療性病用）等藥物的人，這些病人在斷食前需要較長的準備期，得先慢慢改變飲食來為斷食做準備。

某位「專家」建議應該斷食到舌頭完全乾淨為止，這讓許多「瘋狂」斷食者陷入危機當中，我甚至知道有一位因此而死亡——如果你知道我得治療斷食太久而出現副作用的病人，一定會覺得很驚訝。

儘管如此，如果你希望疾病能夠痊癒，尤其是希望可以透過飲食而痊癒，首先就得斷食兩、三天——無論病

得多重，每位病人都可以做到這點而不受到傷害。建議你最好要先服用少量的瀉藥，接著每天灌腸一次，這會讓一切進行得更順利，並且可以把身體溶出廢棄物時所造成傷害降到最低。

復食和斷食一樣重要

在斷食之後攝取適當的食物，和斷食本身一樣重要、也一樣關鍵。

錯誤的復食很致命

停止斷食的方式全然取決於病人的狀況，以及斷食的時間長短——你可以從兩個最終死亡的極端例子（不是因為斷食，而是斷食結束後的第一餐吃了不該吃的東西），體認到知識到底有多重要。

- 一位只吃肉的糖尿病病人，在斷食一週後的第一餐只吃棗子，結果卻因此而身亡。

- 一位六十多歲的人斷食了二十八天（實在太久了），之後他的第一餐主要都是水煮馬鈴薯，結果不得不接受手術，醫師在手術中發現那些馬鈴薯都因為腸中濃稠的黏液而阻塞，因此不得不切掉一段腸子，但手術後不久，病人還是過世了。

　　在第一個例子當中，這位只吃肉的病人胃裡，滿是斷食期間融出來的毒素，在遇到了棗子當中濃縮的果糖之後，立刻產生醱酵作用，形成碳酸和其他毒素，病人的身體根本無法承受這樣的衝擊。我建議的適當做法應為：先服用瀉藥（排除毒素），接著吃生的與煮熟的無澱粉蔬菜，再加上一片黑麥吐司；此外，我也十分建議這位病患攝取德國酸菜（用鹽發酵的甘藍菜）——在停止斷食之後，應有好一段時間要避免吃任何水果；此外，這位病人在斷食前其實應該先透過長時間的過渡期飲食進行準備。

　　在第二個例子當中，那位病人年事已高，二十八天的斷食對他而言過長了，何況在斷食之前也沒有做好適當的準備。斷食後熱敷腹部，頻繁的灌腸加上強力瀉藥，能夠幫助他排除體內的廢棄物，之後應食用不含澱粉的蔬菜，以生菜為主，而且好一段時間都不該攝取水果。

透過這兩個非常有啟發性的例子，你應該就能夠了解我給每位病人的建議有多大的差異，也應該可以明白，提出一體適用於每個人的停止斷食方式，根本就是錯得離譜的行為。

必須研究與牢記的重要規則

我和其他斷食專家看法不同的地方，以及我提出的新看法如下：

(1)斷食過後的第一餐與之後幾天內的飲食中，必須是**具有排泄作用的餐點**，而不是像其他人所想的那樣攝取營養的餐點。

(2)斷食後的第一餐**愈快通過身體**，就愈能有效地將從胃腸鬆脫的黏液與毒素排出體外。

(3)在吃完**第一餐的兩、三個小時之後，若沒有排出正常的糞便，請服用瀉藥或使用灌腸劑**。每次我斷食後，最遲都會在攝取第一餐後的一小時內感受到腸胃蠕動，然後覺得通體舒暢。在停止長時間斷食後的隔天晚上，我待在廁所的時間通常比待在床上多，本就該如此。

多年前待在義大利時，我在斷食之後喝了大約二·八公升的新鮮葡萄汁，結果立刻就水瀉，拉出了冒泡的黏液。在那當下，我立刻覺得自己特別有力，可以輕鬆的做屈膝伸臂運動三百五十二次。這種完全清除黏液阻塞的情形會出現在斷食幾天之後，立刻增加你的P，也就是力量。你一定要親身經歷過這種感受才會相信我說的話，之後你就會認同我的公式——V＝P－O，也會明白按照科學的營養菜單攝取食物以獲得健康與效率，是件多麼荒唐的事。

(4)斷食的時間愈久，停止斷食之後的腸胃運動就愈能發揮效力。

(5)斷食之後最佳的瀉藥就是新鮮且生的甜水果，最佳的選擇是櫻桃和葡萄，接著再吃一點泡水或燉過的李子——**但吃肉的人第一次斷食後不該攝取這些水果**，這些只適合長時間攝取無黏液飲食或少黏液飲食（過渡期食物）的人。

(6)一般而言，**斷食後的第一餐最好吃生的或熟的無澱粉蔬菜**，其中燉菠菜的效果特別好。

(7)如果斷食後的第一餐沒有產生不良影響，就可以盡量多吃一點。斷食後的最初二到三天因為攝取的食物量過少

（這也是「專家」提出的另一項錯誤建議）而無法排便，是非常危險的事。

(8)如果你的身體狀況良好，那就可以開始攝取水果了，但是食用一小時後若沒有便意，就必須多吃一些或攝取上述建議的蔬菜餐，直到身體排出斷食期間所累積的黏液為止。

斷食期間的生活原則

(1)盡量利用清腸劑來清理腸子的下半段，請至少兩天使用一次。

(2)在進行長時間斷食之前，要偶爾服用瀉藥，在開始斷食的前一天也務必記得服用。

(3)可能的話，無論日夜，請待在**空氣清新的地方**。

(4)只有在覺得自己身體夠強壯能夠負荷的情況下，才去散步、運動、從事其他體能活動；如果你覺得很累或很虛弱，盡可能休息和睡覺。

(5)在你覺得虛弱的那幾天中，由於廢棄物進入了你的循環系統當中，你會覺得自己睡得不安穩也很容易醒，還會

做惡夢——這是因為毒素通過了大腦。你很可能會開始對斷食產生懷疑並失去信心，此時，請一再重複讀這一課，以及其他與斷食有關的課程——尤其是第四課。別忘了，這時候的你就好像躺在大自然的手術檯上，接受有史以來最棒的手術——「不用刀的手術」！如果你因為現在進入血液中的藥物而出現異常的感受，請立刻使用灌腸劑，並且躺下來，必要的話**立刻停止斷食，但請不要食用水果**。

(6)在你躺下之後要起床時，請緩緩起身，否則你會覺得頭暈。頭暈不是什麼嚴重的事，但在這種情況下你必須避免。一開始，這種情形確實讓我心生恐懼，我也知道有些斷食者和嚴格控制飲食的人在經歷了這種感受之後就放棄了，永遠對斷食失去信心。

斷食時只能喝水嗎？

那些「瘋狂」斷食者只喝水，認為最好什麼食物都不要碰，我則認為**喝點加糖或蜂蜜的清淡檸檬水或是果汁最好**。你可以在一天當中想喝時就喝，但一整天的總量不

要超過一‧九至二‧八公升——**喝得愈少，斷食的效果就愈強。**

如果希望有點變化，用不含澱粉的蔬菜打成汁，也是長時間斷食良好的選擇。生蕃茄汁也不錯，但如果在長期斷食期間飲用水果汁（如柳橙汁），就需要格外小心，因為體內很可能會因而迅速釋出許多毒素，卻無法透過腸胃蠕動排出。

我知道有些透過水果或水果汁斷食的失敗例子，因為當黏液溶出得太多又太快並進入循環系統當中，會對所有器官造成嚴重干擾，此時就只能透過循環系統排出，而無法透過腸胃排出。

斷食法 1 不吃早餐計畫

現代人最糟糕的飲食習慣，就是一大早在胃裡塞滿了食物。

人類唯一不吃東西的時候，就是睡覺的那十到十二個小時。一旦胃排空了食物，身體就會開始進行斷食的排毒程序，因此，體內充滿廢棄物的人，早上一起床就覺得

很難受，舌頭上也會布滿了舌苔。他們完全沒有食欲，卻需要食物，並且在吃了之後覺得身體狀況變好，這又是為什麼呢？

這就是我所解決的另一個大問題，這個問題也讓許多認為「是食物本身造成問題」的專家感到困惑。只要你讓胃裝滿了食物，排毒過程就會停止，而你就會因而錯覺自己的狀況變好。這當然說明了為何飲食會成為一種習慣，而非出於大自然的需要——一種飽足感，一種大自然對食物需求的補償。

然而，這種飲食習慣影響了所有文明的人類，現在生理學的研究也證實了我許久以前提出的說法：「生命是營養的悲劇。」**當人體內累積的廢棄物愈多，他就得吃得愈多，因為這樣才有辦法停止排除廢棄物的過程。**我有一些病人在夜裡要進食許多次才能夠入睡，換句話說就是——他們必須在胃中裝滿食物，才能夠避免消化時胃中排出黏液與毒素。

現在，你已經知道為什麼有人為了晚上能夠安眠，不得不進食好幾次。此外，你可能也有過這樣的經驗，剛從睡眠中醒來時覺得沒事，你沒起床又躺了回去，然後做惡夢，又很不舒服地再次醒來，但只要你起床，四處走

動、散步、做運動後，身體的狀況就和睡眠的時候完全不同——這是因為體內排除廢棄物的速度會減慢，因為能量被用在其他地方。

如果你早上不吃早餐，或許會出現一些無傷大雅的症狀，例如剛開始的頭兩天可能會有頭痛的症狀，但在那之後你可能就會覺得好多了，工作起來比較順利，也比較能好好享受午餐。

事實上，已有許多嚴重的病例，光靠「不吃早餐」就治癒了，而且他們都沒有大幅改變其他飲食——再次證明吃豐盛的早餐是最糟糕且最有害的習慣。

我建議讓病人喝他平常早上習慣喝的飲料，對他會比較好。如果他想喝咖啡，就讓他喝咖啡，但**絕對不要吃固體的食物**。在那之後，用溫蔬菜汁取代咖啡，之後再換成檸檬汁——雜食者應慢慢調整飲用的習慣。

斷食法2 每日只吃一餐

就和早餐斷食一樣，你可以透過二十四小時斷食（每日一餐）來治癒略微嚴重的病例。此外，也可以在治

療那些嚴重的慢性病患時，讓他們在長時間斷食之前，事先採取這個步驟。至於唯一一餐的最佳時間，就是下午三到四點之間。

如果病人正採用無黏液飲食或是所謂的過渡期飲食，請讓他先吃水果（水果都必須先吃），隔十五到二十分鐘後再吃蔬菜。此外請記住，所有東西必須在一小時內吃完，這才算是所謂的一餐。

斷食法3 合併無黏液飲食

正如之前說過的，我**不再贊成長時間斷食**。讓一位病人持續斷食二十到四十天，每天就只喝水，其實是一種駭人的行為，這會讓病人的循環系統收縮，當中還會累積愈來愈多黏液、藥物排出的危險毒素，以及過去累積的腐敗血液，卻缺乏了必要的重要食物營養素。沒有任何人能夠承受那樣的斷食而不產生有害的副作用，或是不傷害到其元氣。

如果決定要進行斷食，一開始請先進行「不吃早餐計畫」 P156 ；在接下來的一段時間，則進行「每日只吃

一餐」 P158 ；之後再慢慢增加到三、四、五天的斷食。**在每次斷食的間隔期中，請攝取無黏液飲食**，並依照個人排毒的情形進行調整，這才能同時補充到只能從無黏液飲食攝取的最棒成分，讓身體進行修復。

透過這種間隔式的斷食，血液的品質會逐漸改善與回春，並且變得比較能夠耐受毒素與廢棄物，同時，也將能夠溶出與排除更多體內深層組織當中囤積的「致病廢棄物」——那些醫師所不知道的經年廢棄物，並無法被其他治療方式發現或移除。

這就是無黏液飲食療癒系統當中很重要的一部分，也就是斷食。

斷食法 4 急性疾病的斷食

「飢餓療法——神奇療法」是我第一本獨到的斷食書的標題。書中提到了一位鄉村醫師的經驗，他表示：「如果能遵從大自然透過缺乏食欲所給的指示而停止攝取食物，那麼任何急性疾病一定不會，也沒有辦法讓人死亡。」

舉例來說，你可能會認為，讓發高燒的肺癌病人斷食簡直是瘋了！

然而，實情卻不一定如此。「風寒」讓肺部組織產生不尋常的收縮，藉此讓排出的黏液進入循環系統當中，因此產生了不尋常的高燒。然而，已經因為高熱而即將爆炸的人體引擎，會因為攝取固體的食物與肉湯等（所謂營養的好食物）而更熱（產生高燒）。

在這種時候，我所推薦的做法通常是：在房間當中進行空氣浴 P183 ，使用灌腸劑，服用瀉藥，喝冰涼的檸檬水。這樣一來，才能夠成功拯救每日瀕死的數千位年輕人——這些人因為醫師的固執與無知，以及那些所謂高度文明中的人而平白喪命。

斷食法5 高等斷食

建議你要試著熟記「細胞不會被耗盡」 P066 的內容，因為這是我新生理學理論中最重要的事實；此外也別忘了第四課〈生命的公式——V＝P－O〉，你會相當明白斷食以及在那期間可能產生的感受。

除了我，其他所有專家都認為你在斷食期間是靠著自己的血肉過活，現在你應該知道，**斷食事實上是在排除廢棄物。**

　　印度的「托缽僧」是今日世界上最偉大的斷食者，身上只有皮與骨而已。你的體內愈潔淨，就愈容易斷食，能夠承受的斷食期間也愈久；換句話說，在沒有任何廢棄物與毒素的體內，也不攝取任何固體食物的狀況下，人體才能首次在沒有阻礙的情形下運作，此時整個組織系統會充滿了彈性。

　　體內的器官也是——尤其是像海綿一樣的肺，它運作起來會比之前更有活力，也更加有效率——只需要空氣就能好好發揮作用，不會受到任何阻礙。再換個方式說，此時V等於P，你只要提供會耗盡的水給「機器」，就會進入一種更高的身心靈合一狀態，我將這種情況稱為「高等斷食」。

　　如果你的血液「庫存」來自我所推薦的食物，那麼你的大腦效能必定會超乎你的想像。你出生自今的事件會像夢境一樣出現在眼前，有史以來第一次體會到真正的自我意識覺醒——你的大腦、想法、理想、渴望、哲學都會大幅改變，超乎你的想像。

度過了所有悲慘生活並將之拋諸腦後，你的靈魂會因為喜悅與勝利而吶喊。你將首次感受到體內充滿了活力（就像輕微的電流一樣），這會讓你愉悅得顫抖。你將會知道斷食與高等斷食（而非心理學與生理學的書）是高等生活真正且唯一的關鍵，你因此而能到達一個更高等的世界，一個精神的世界。

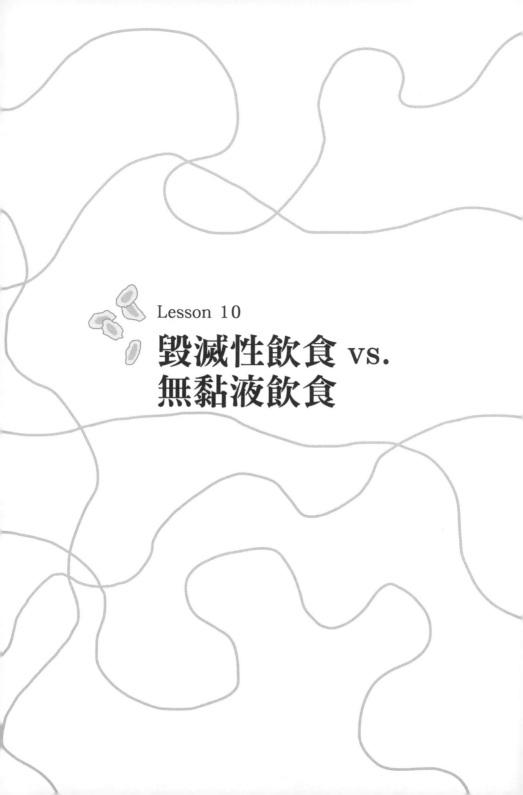

Lesson 10

毀滅性飲食 vs.
無黏液飲食

文明的人類，
因為吃了過多錯誤且具毀滅性的食物而「餓死」，
這句話聽來似是而非，卻再正確也不過了！

　　現在你應該相當清楚，完全不碰食物，也就是斷食，就是最有效的療癒方式。這件事證明了人類維生所需的食物是那麼的少，也證實了我經常說的：「我們吃太多，而且還是不適當且具毀滅性的食物，許多人還是活了下來，這……真是個奇蹟啊！」

　　鑒於這個事實，那些關於飲食法、蛋白質、礦物質、維他命等無止境的爭論，看來就顯得相當可笑。

　　食物本身的潛在價值根本就不是問題所在——如果你不先停止喝酒，就算喝了水還是無法醒酒；如果你不先停止攝取致病的食物，那麼再多調整、治療、飲食法都是枉然。這些錯誤的飲食當中，九〇％都是今日文明帶來的毀滅性飲食。

　　我將那些屬於人類的天然食物——水果與不含澱粉

的蔬菜（〈創世紀〉中所說的水果與草本植物）──稱之為「無黏液飲食」，因為不當食物當中含有或產生的致病物質主要就是黏液。

如果不邁出第一步，從不同的角度看待所有食物，那麼所有科學化的飲食法、食物價值、統計等「教誨」，全是枉然。

(1)食物會在體內產生多少的致病物質（黏液），其影響有多深遠。

(2)食物溶解與排除黏液及治療的屬性。

毀滅性與有點危險的食物

為了達到這個目的，我會特別說明不同的食物，尤其是不當的食物，讓你立刻明白為何這些食物具有「毀滅性」，而不具任何有益的食物價值，只會在體內產生廢棄物，並且累積在體內。若參考第七課，你會發現伯格的研究與我透過直覺與在自身及他人身上實驗得到的結果，其實有著異曲同工之妙。

- **肉類**：所有肉類都處於腐敗的狀態，會在人體內產生屍毒、尿酸、黏液；動物脂肪則是當中最糟糕的，奶油也是人體無法利用的成分──**沒有任何動物會特別去攝取脂肪。**

- **蛋**：蛋不僅含有過多的蛋白質，還會產生黏稠的特性，非常容易讓人便祕，**比肉還更糟糕**。全熟的水煮蛋造成的傷害較小，因為黏稠的特性已經被破壞了──蛋白本身具有很高的黏稠性。

- **奶類**：無論對成年人或嬰兒，牛奶都過度濃郁，並具有破壞性。人類嬰兒的胃沒辦法消化小牛能消化的奶；如果非得餵食牛奶，請至少加上一半的水和一些乳糖。酸奶和白脫牛奶造成的傷害較小，也帶有一些瀉藥的特質，當中黏稠的成分也消失了。無脂牛乳製的茅屋起司加上一些燉水果是很好的過渡期飲食；其他所有種類的起司酸性都過高，也都會產生黏液。

- **脂肪**：所有的脂肪都會產生酸性物質，即使是植物性脂肪也一樣，人體都無法利用。只要在「魔鏡」 (P038) 當中仍看得到黏液，你的身體就會不斷喜歡與渴望攝取脂肪。醫師所說的發熱與熱量，其實是來自於受阻產生摩擦的循環系統中的脂肪，這些物質會阻塞微血管。

- **穀類**：穀類和麵粉類製品都會產生黏液與酸性物質，其中最糟糕的是白麵粉——最容易糊成一團，黑麥、全麥、裸麥的麵包則較不會造成傷害。生穀類在烤過之後，就某種程度而言，可作為黏液的掃帚，但其中含有一些刺激物質。至於那些未經烘烤的生麵團派，在我看來簡直荒唐，這些麵團和酸性物質同時進入人體中，就會產生黏液與氣體，和法式點心一樣。

- **豆類**：扁豆、乾燥毛豆、豌豆與肉類、蛋類一樣，含有過多的蛋白質。花生也屬於豆類（但常被當作堅果）！

- **馬鈴薯**：比麵粉製品好一些，當中含有的礦物質較多（見伯格的表格 P114 ），也不會形成黏稠物質。番薯較接近天然的糖，但有點過於濃稠，但煎熟或烤熟的地瓜片若不加上動物油脂，就幾乎不會產生黏液。

- **米**：最容易產生黏液的食物之一，也很容易糊成一團。我深信許多嚴重病例（如身上長出嚴重的瘤等）和偏食米飯有關，米也是痲瘋病這種嚴重流行病的主因。

- **堅果**：所有的堅果都含有過多的蛋白質與脂肪，僅適合在冬季偶爾食用。**堅果應與一些甜的水果乾或蜂蜜一起食用，而不該和多汁的水果一起食用**，因為水和脂肪並不相容。

半腐敗的人體系統

　　除了某些允許的堅果，毀滅性食物都必須先經過特殊處理才適合食用——這些食物若未經過特別的處理，吃起來一點都不美味。這些非天然的食物都相當苦，正常人聞起來也有一種刺鼻的味道，但**如今人類的感官大都已處在一種病態的狀況中**，被「膿一樣」的黏液和廢棄物包圍，和人體的整個系統一樣，本身處於半腐敗的狀態，因此會覺得那些半腐化的食物相當美味。

　　如果舌頭上沒有黏液，鼻子中沒有骯髒的灰塵，兩者就會成為「神奇的魔鏡」與「揭露真相的器官」，也就是通往第六感的橋樑，讓你感受到事實。

　　這時候，你就會對那些刺激的味道（尤其是食鹽）完全失去食欲，甚至無法忍受——那些文明人類認為的好吃與美味，對你來說都將變得相當可笑。你甚至沒辦法吃未經廚師「料理」的脂肪或動物類食品，只吃得下有香料與淋醬掩蓋食物真正氣味的菜餚。**嗜吃肉的人，嗅覺與味覺其實已和一般人相去甚遠**，他們甚至不喜歡成熟香蕉的味道，他們喜歡的是「肉香味」——半腐肉品的味道。

　　然而，沒有任何一種科學的食品價值表能夠讓你相

信這個驚人的事實。你必須用自身清淨的感官去察覺，才能發現——透過那些其實具有破壞性的食物來增進自身的健康與活力，是件多麼愚蠢的事。這些食物會造成刺激，或更精確地說，會讓身體停止排除老舊的廢棄物，直到身體反撲的那一天——你「真正」生病的時候。

文明的人因為吃了過多錯誤且具毀滅性的食物而餓死，這句話聽來似是而非，卻再正確也不過了！消化的囊袋（胃）被撐大而下墜與下垂，造成其他器官移位，干擾了其他器官的正常運作；胃壁的腺體與孔隙完全阻塞，腸胃的彈性喪失殆盡，功能也都癱瘓了。胃部成了異常擴大的囊袋——裝滿了脂肪、充滿水的移位器官，愈來愈多腐敗的文明食物進入當中，醱酵得愈來愈嚴重，然後再形成糞便，而這樣居然叫做消化。

人類天然的食物

《人類天然的食物》這本書是哈林沃·卡林頓（Hereward Carrington）的著作。此外，還有一些歐洲作家也從各個觀點證實人類必須過著史前時代的生活，吃那

些未經煮熟的天然蔬果與綠色蔬菜；然而，有位偉大的哲學家曾說：「證明之前必須先懷疑。」即使有些事情已從各種角度被證實過千百次，沒有立刻體驗或看見事實的人還是不會相信——即使是那些水果與生食專家，也懷疑今日墮落的人類怎會有辦法過著天堂一般的生活。至於我，儘管一開始就相信「無黏液飲食」，卻還是花了好幾年的時間不斷測試與實驗，直到完全深信不疑為止。

大家對這套療癒飲食系統的質疑，雖受到蛋白質說的流行影響，或是因為無知而忽略了身體的內在、不了解疾病的本質等等，但最重要的阻礙還是來自對吃水果、斷食、攝取無黏液飲食的無知。會這樣，其實是因為我們對所有感受的解釋都來自舊生理學，這些就是無藥療癒的第一個「絆腳石」，阻礙了邁向高等飲食學之路。他們沒有根據我提出的正確新生理學，使用有系統的方式攝取天然飲食，更不會與斷食結合。

大家絕對必須學習與了解的新生理學的內容，如此，你將不會再懷疑——**即使只攝取一種水果，也都能夠有療癒效果，還能提供人體足夠的營養，並且具有完全消除患病的可能。**

許多人並不知道這些新事實，也不具有關於無黏液

飲食療癒系統的相關知識，因此絕對無法讓身體完全潔淨，也無法了解各種情況，以達到真正的完全療癒；他們不相信「天堂的麵包」有多神聖完美。然而，伯格的表格 P112 呈現了水果與綠色蔬菜的特質——相當適合人類的食物，而且當你體內的廢棄物與毒素愈少，你就愈能夠透過感官感受與察覺這個偉大的事實：「天堂的飲食不僅已經足夠，還能夠帶你到愈來愈高的境界，到達你之前未曾體會的身心合一境界。」

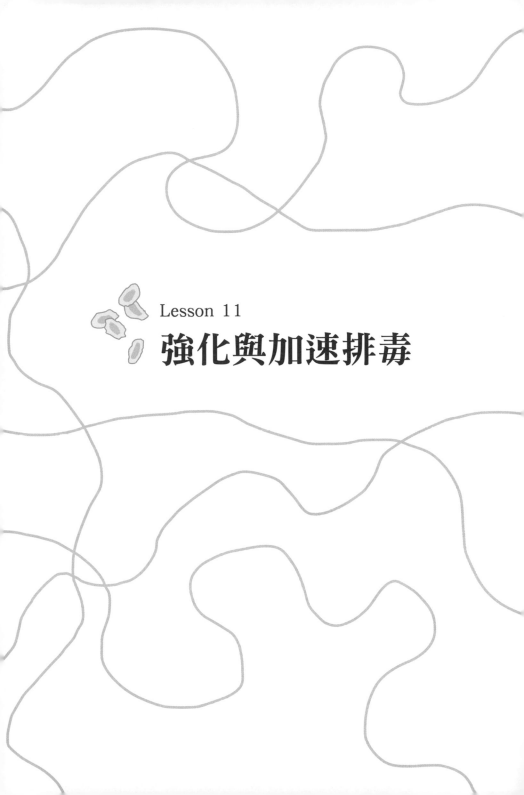

Lesson 11

強化與加速排毒

身體療法與培養體能，
都可以和無黏液飲食與斷食結合，
來強化與加速身體的排毒。

　　正如之前幾課當中提到的，「身體療法」能夠振動與甩動組織，或用某種方式刺激循環，達到讓致病「異物」鬆脫與排除的目的。

　　正常來說，如果你處在完美的狀態當中，也就是只要斷食或攝取天然食物讓血液成分改變之後，人體本身就會這麼做。

　　身體療法與培養體能，都可以和無黏液飲食與斷食結合，來強化與加速身體的排毒。

　　然而，我必須強調，在你身體狀況「不好」的時候，也就是排除活動相當劇烈時，一定要特別留意自己的狀況，不要貿然加強黏液的溶出。如果你覺得又累又不舒服，可以做點身體的療法──運動、洗個澡、按摩一下或深呼吸等等。

運動

最天然且最佳的運動方式是：步行、跳舞、唱歌。

唱歌就是天然的呼吸運動，能夠透過胸腔的震動，使有毒物質進一步鬆脫。

另一項眾所皆知的有益「運動」，就是在山中健行，因為你在爬山的時候，會用最天然的方式增加呼吸量，比在做任何「有系統」的運動時更自然、更和諧，而當你的體內愈清潔，就愈容易明白**空氣和森林當中的其他成分就是「食物」**——**隱形的食物**。步行的時候，雙手都應該自由擺動，以持續進行自然的運動。

此外，戶外園藝工作也是另一項天然的運動。

只要好好照顧身體，你就會變得健康。推薦以下運動給那些希望能夠維持健康的人，但容我再次提醒你：要好好活下去，空氣比食物重要——適當的呼吸相當重要，**請不要在密閉悶熱的室內運動**。請站在打開的窗戶前，每做一項運動就深呼吸一次。用鼻子吸氣，用嘴巴吐氣。運動的時候，請站在鏡子之前，看看自己做的每個動作是否夠柔軟優雅；如果沒有人愛上你，請你好好愛自己。雙腳分開約四十公分，請利用肌肉的力量讓自己站直。

- **運動1**：身體站直，雙手垂放在旁，緊握雙拳。緩緩將手臂向上舉過頭頂，深深吸一口氣。接下來放鬆吐氣。重複五次。
- **運動2**：雙臂平舉與胸齊。雙手緊握，拉向身體右側，接著拉向左側。在每個動作之後放鬆吐氣。重複五次。
- **運動3**：左手緊握右手，置於身體前方。用右手將左手用力舉起至頭頂，向上舉手時請吸氣，之後放鬆吐氣。接著用右手進行同樣的動作。重複五次。
- **運動4**：雙手在頭頂上互握，置於頭頂。向右彎腰，用力拉，接著向左五次，之後交換，先右再左。兩次動作當中請深呼吸，放鬆時吐氣。**這個運動對刺激肝臟特別有幫助。**
- **運動5**：雙手緊握置於脖子後方。將肌肉繃緊，拉向右方，接著拉向左方五次。現在換成向右拉，接著向左拉五次。接著向左拉，然後向右拉五次。腳要站直，但可以隨著身體擺動。
- **運動6**：雙手緊握置於背後，在舉起手臂時，盡可能不要彎腰。向上舉時吸氣，之後放鬆吐氣。重複五次。**這個動作的目的在於鍛練胸腔。**
- **運動7**：右手叉腰，左手握拳，緩緩將左手舉起，同時

吸氣。同一時間，盡可能將身體向右彎，彎到覺得疼痛為止。放鬆吐氣。接著換成左手叉腰，舉起右拳。重複同樣的動作五次。

- **運動8**：雙手緊握置於胸前，向左將肌肉拉到緊繃，接著再向右拉到緊繃。雙腳不可以移動；雙手移動時吸氣，放鬆時吐氣。重複同樣的動作五次。

- **運動9**：盡可能將雙臂高舉超過頭部，身體也可以向後仰。現在向前彎曲，但必須打直膝蓋，盡可能讓手指接觸到地面。放鬆時吐氣。緩緩重複同樣的動作五次，並且慢慢增加到二十次。

　　在進行所有的運動時，**不要讓自己做到精疲力盡。**如果一開始做運動時你覺得肢體有點僵硬，表示你確實需要做這些運動，做這些運動也對你有幫助。若能持續做，痠痛感就會消失。你可以在這些運動之外增加其他運動，但別忘了要深呼吸。**運動的時候可以邊聽音樂**，試試任何活潑的進行曲，活潑的音樂對你有好處。

　　做運動的時間最好是一大早，也就是在剛起床的時候，並請穿著寬鬆的衣物進行。一開始可以先做幾種運動，再慢慢增加運動的項目，但最重要的事，不要認為這

是一種責任，而是要**將運動視為有趣的事**。自己跳舞，或是跟著音樂彎腰，都對你很有幫助。

日光浴

只要有機會，就該做做日光浴，這樣你能夠接受日光浴的時間也會變長。一開始，不要超過二十至三十分鐘，並且要用毛巾覆蓋頭部。在你覺得「不舒服」的日子裡，也就是排毒情形相當劇烈時，請待在涼爽的地方。

你的身體愈乾淨，就會愈喜歡日光浴，能夠待在陽光下的時間也會變長，同時也會發現自己能夠忍受的溫度會變高。在日光浴之後，可以立刻沖個迅速的冷水澡，或是用涼的濕毛巾按摩身體，對你也很有幫助。

日光浴是「隱形」的排毒方式，能夠讓我們的肌膚回春，讓肌膚擁有絲綢般的質地與天然的小麥色。在進行日光浴時，最好要褪去全身的衣物，你可以在後院能夠容身之處或是屋頂上不會被偷窺的地方進行。**文明的衣物讓人類無法獲得足夠的新鮮空氣與陽光，假使希望能夠健康快樂，這些都相當重要。**直接照射在皮膚上的陽光能夠提

供電力、能量、活力給人體的蓄電池，讓人類恢復活力、
力量、精力。

五臟澡──灌腸排毒

在過渡期內，即使你能夠規律的排便，還是建議你
能夠清洗直腸的下半部。大自然努力要排毒，我們應該要
盡力協助。在正常排便之後，可使用嬰兒用的針筒注水，
但如果要充分清理，則需要用針筒注入一・九到二・八公
升的清水。

最好先做自然解便，之後再注入清水。 身體必須向
右側躺，針筒不該高過病人九十至一百二十公分，也應該
使用溫水而非熱水，你可以先用手肘試試溫度。在過程中
如果感到任何不適，就請先暫停，等到不適感消失之後再
繼續，直到注完一・九到二・八公升的清水為止。如果抽
筋或疼痛的情形過於嚴重，請讓水通過直腸排出，再重複
同樣的動作。

水應該要留在直腸中十五至二十分鐘，或是你覺得
方便的時間。在你側躺時，輕輕以向上的方式按摩升結

腸。接著改成仰躺屈膝，從身體的右側按摩到左側；接著轉身向左側躺，由上朝下按摩左側。現在，你就可以將水排出了。**最適合灌腸的時間是在就寢之前。**

沐浴

就像他們對飲食法的看法一樣，專家對沐浴的看法相當分歧，無黏液飲食系統會讓你透過潔淨的血液就擁有「你想要撫摸的肌膚」，完全不需要透過化妝品、乳液、冷霜來修飾。

在一般狀況之下，不需要每天用肥皂洗熱水澡與梳頭；我也不建議大家無論天氣如何，一年到頭都在一大早洗「冷水澡」——**你不需要刻意讓身體接受極端的衝擊，有時候這種情形甚至有害而無益。**

要維持皮膚的清潔，才能夠讓毛孔維持正常的運作，要做到這點可用以下的方式：請在面前準備好一盆冷水。將雙手泡進水中，迅速搓揉臉部；再次將手打濕，接著用水搓揉頸部與肩膀；再來則是搓揉胸部與胃部；接著是手臂與背部，最後則是腿部與腳部——你也可以直接把

腳放在臉盆旁搓洗。需要時可重複將雙手打濕，但不需要將水潑到身體上。可以的話，用雙手按摩五分鐘，讓身體乾燥，直到身體感到發熱為止，或者也可以用毛巾擦乾。這應該在起床做完運動之後立刻進行，結果會讓你大吃一驚。若你喜歡擦澡，可在浴缸中放二·五公分的冷水，屈膝坐進浴缸中，接著用與上述相同的方式搓揉與按摩。

別忘了，**空氣浴與沐浴一樣重要**。每天可以在剛起床與就寢前花幾分鐘時間待在敞開的窗戶前，不要穿著任何衣物，並且按摩全身，以幫助皮膚維持自然應有的功能與特質。

你隨時都要記住：任何極端的方式都對身體有害，這點適用於運動、沐浴、睡眠、飲食等各方面。極度的快樂與幸福對你造成的傷害其實不亞於極度的憤怒、仇恨、擔憂。因此，**請避免處在各種極端的情形下**。

給埃雷特追隨者的訊息

各位親愛的朋友：

　　在仔細的研讀與思考過前面的課程之後，現在你應該明白造成疾病的原因，就是人體當中腐敗醱酵的未知物質累積在腸道中多達數十年之久。同樣的，你也明白「只要知道該吃什麼，就能夠透過飲食痊癒」實在是多麼無知而不智的事——沒有一個知名的專家明白徹底清理人體的「化糞池」有多重要。所有專家或多或少都被大自然「愚弄」，因為他們在建議大家吃水果的同時，並沒有注意到人們的胃腸都被童年以來的黏液與分解後的蛋白質食物所阻塞。

　　假設這些氰化鉀類的毒素溶化得太快，並且進入循環系統當中，就會造成強烈的不適感，甚至會死亡——而

造成這些問題的原因，竟然是人類的天然食物，像是柳橙、葡萄、棗子。

　　我教大家的內容，就證明了這些未經計畫且無知的水果飲食——其他食物研究專家的「絆腳石」，那些人甚至親身體驗過這種情形。我聽過數千次同樣的呼喊，甚至連年輕健康的人都說：「我變得很虛弱！」所有我以外的專家都說：「是的，你需要更多蛋白質——你至少得吃堅果。」然而，在我親身實驗的過程當中，我曾克服這個「絆腳石」數百次。

　　我曾花兩年的時間待在義大利，透過斷食並嚴格攝取無黏液飲食，才治癒了布萊特氏病。斷食之後，我吃了兩磅（近一公斤）的甜葡萄，並喝下半加侖（近兩公升）由當地頂級甜葡萄打成的新鮮果汁。當時，我覺得自己快不行了！一股嚴重的不適感席捲而來，心悸暈眩到我不得不躺下，腸胃也劇烈的疼痛著。然而十分鐘後，美妙的事情發生了，我開始腹瀉並排出黏液，嘔吐出來的葡萄汁也夾雜著帶酸味的黏液。最後，最棒的事情發生了，我覺得身體的狀況好得出奇，也相當強壯，立刻就能連續做屈膝伸臂的動作三百二十六次，體內所有障礙物都已排出。

　　我有史以來第一次示範了人類如何靠「未經火煮

熟」的食物過活，也就是吃那些史前時代的食物（天堂中的食物），只吃「天堂的食糧」——水果。這也是在人類史上第一次讓這位「魔鬼」現出原形，以及讓大家知道為何它能夠也必須被除去，進而重拾天堂時期的健康、快樂，不受疾病侵擾，成為「神一樣的」生物。

如果人間天堂伊甸園曾經存在過，那該處必定是座「果園」。幾千年來，受到錯誤文明的影響，**人類在不知不覺間被引上自殺一途**，墮落至成為奴隸，生產不當的食物，「留下眉間的汗水賺取糧食。」那些不自然的食物會造成疾病與死亡。

「世界和平」的快樂與正義仍是個愚蠢的夢想——幾千年來，上帝、樂園、天堂，以及罪惡、魔鬼、地獄兩者間的糾葛，依舊讓理性的人無法釐清。一般不幸的人，認為上帝是位寬恕的好父親，會讓他在另一個世界當中進入天堂，不會因為他違反自然的法則而懲罰他。

有史以來，我第一次證實了樂園中的飲食不但可行，對像現在的我們一樣墮落的人類來說，也已經夠好，而且這是從目前悲慘生活邁向無條件的必然性與真正救贖的第一步。那也是通往失落樂園的鑰匙，在樂園裡，沒有非天然因素造成的疾病、憂傷、愁緒、仇恨、戰爭。

「人類吃什麼就變怎樣」是哲學家最偉大且正確的言論嗎？

你現在必須了解，在文明的世界當中，宗教與哲學耗費了許多努力、時間、金錢、精力，所做的大半卻是猜測的工作。「人間天堂」——樂園的公式必定如此，「你可以透過所吃的東西到達天堂」，但你得先透過斷食與療癒飲食，也就是體內「生命之火」的生理淨化，否則就無法通過配戴火劍的天使看守的淨化（淨化之火）大門。幾千年來，沒有人能夠逃過非自然生活造成的死亡，你有一天也得面對這一刻。

但是，你、我以及其他了解生命真理的人，就是今日唯一能夠步出無意識自殺與黑暗之路的人（身心皆是如此），並步向光明的新文明，也就是身體回春之光——心靈之泉以及上帝屬靈般的啟示，邁向精神的世界。

這大致上就說明了我作品嚴肅的本質，以及需要你全力以赴才能實現，不僅你的命運取決於此，那些受苦抑鬱人類的命運也是，他們現在正面臨身心崩潰的邊緣。

阿諾‧埃雷特